呼吸系统疾病防治

HUXI XITONG JIBING FANGZHI

主编 马绪梅 陈 丽 季金森 王晓菲

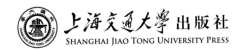

上海交通大学 出版社
SHANGHAI JIAO TONG UNIVERSITY PRESS

内容提要

　　本书先简要介绍了呼吸系统疾病的基础内容，包括呼吸系统疾病常见症状、常用检查方法、常用治疗方法，夯实本学科的基础；然后重点阐述了呼吸系统临床常见的病种，包括感染性疾病、气流阻塞性疾病、急危重症，按照病因、病理、临床表现、辅助检查、诊断和鉴别诊断、治疗等方面进行逐一介绍。本书可帮助呼吸科医师掌握呼吸系统疾病的诊断和鉴别诊断要点，提高对疾病的认识。

图书在版编目（CIP）数据

　　呼吸系统疾病防治 / 马绪梅等主编. --上海 ：上海交通大学出版社，2022.9
　　ISBN 978-7-313-27521-9

　　Ⅰ．①呼… Ⅱ．①马… Ⅲ．①呼吸系统疾病－防治 Ⅳ．①R56

　　中国版本图书馆CIP数据核字（2022）第180862号

呼吸系统疾病防治
HUXI XITONG JIBING FANGZHI

主　　编：马绪梅　陈　丽　季金森　王晓菲
出版发行：上海交通大学出版社　　　　　　地　　址：上海市番禺路951号
邮政编码：200030　　　　　　　　　　　　电　　话：021-64071208
印　　制：广东虎彩云印刷有限公司
开　　本：710mm×1000mm 1/16　　　　　经　　销：全国新华书店
字　　数：221千字　　　　　　　　　　　　印　　张：12.75
版　　次：2022年9月第1版　　　　　　　　插　　页：2
书　　号：ISBN 978-7-313-27521-9　　　　印　　次：2022年9月第1次印刷
定　　价：158.00元

编委会

主　编

马绪梅（山东省微山县人民医院）

陈　丽（山东省日照市结核病防治所）

季金森（胶州市中医医院）

王晓菲（寿光市人民医院东城分院）

副主编

石玉珊（山东中医药大学附属医院）

李秀英（湖南省人民医院）

邹　立（福建医科大学附属南平第一医院）

许雅胜（仙桃市第一人民医院）

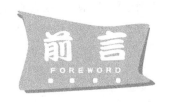

前言
FOREWORD

　　不同的呼吸系统疾病常有许多相似的临床症状、体征、影像学改变及其他辅助检查结果，全身性疾病也可累及呼吸系统而呈现与呼吸系统原发疾病相似的表现。随着临床医学突飞猛进的发展，人们对呼吸系统疾病的认识和研究也跃上了一个新的台阶，新的诊断技术和治疗方法更是层出不穷，为呼吸系统疾病的诊断与治疗提供了更多的选择。为了提高呼吸系统疾病的诊断率与治愈率，适应目前临床医疗工作的需要，我们根据多年的临床工作经验并结合相关文献编写了《呼吸系统疾病防治》一书。

　　本书在较系统地介绍呼吸系统疾病治疗方法的基础上，力求介绍一些新的技术和方法。先简要介绍了呼吸系统疾病的基础内容，包括常见症状、常用检查方法、常用治疗方法，夯实本学科的基础；然后重点阐述了呼吸系统临床常见的病种，包括感染性疾病、气流阻塞性疾病、急危重症，按照病因、病理、临床表现、辅助检查、诊断和鉴别诊断、治疗等方面进行逐一介绍。本书内容新颖、通俗易懂、涵盖全面，可帮助呼吸科临床医师掌握呼吸系统疾病的诊断和鉴别诊断要点，提高对疾病的认识。

　　临床呼吸系统疾病的诊断技术与治疗方法日新月异，尽管编者广泛查阅了相关文献资料,但由于学识和专业水平有限,很难全面、准确地反映出当下呼吸病学领域的最新理念,存在诸多不足之处,希望广大读者予以批评,以便再版时修正。

《呼吸系统疾病防治》编委会
2022 年 5 月

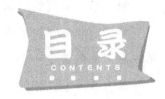

第一章　呼吸系统疾病常见症状 ……………………………………（1）

　　第一节　胸痛 ………………………………………………………（1）

　　第二节　呼吸困难 …………………………………………………（3）

　　第三节　咳嗽 ………………………………………………………（8）

　　第四节　咯血 ……………………………………………………（20）

第二章　呼吸系统疾病常用检查方法 …………………………（31）

　　第一节　胸部影像学检查 ………………………………………（31）

　　第二节　基础肺功能检查 ………………………………………（41）

　　第三节　纤维支气管镜检查 ……………………………………（49）

　　第四节　血气分析 ………………………………………………（64）

第三章　呼吸系统疾病常用治疗方法 …………………………（69）

　　第一节　氧疗 ……………………………………………………（69）

　　第二节　机械通气 ………………………………………………（71）

　　第三节　脱敏疗法 ………………………………………………（74）

　　第四节　康复治疗 ………………………………………………（77）

第四章　感染性疾病 ………………………………………………（80）

　　第一节　急性上呼吸道感染 ……………………………………（80）

　　第二节　慢性支气管炎 …………………………………………（84）

第三节　病毒性肺炎 ……………………………………………（89）

第五章　气流阻塞性疾病 …………………………………………（96）

第一节　慢性阻塞性肺疾病 ………………………………………（96）

第二节　支气管哮喘 ………………………………………………（137）

第三节　支气管扩张症 ……………………………………………（160）

第六章　急危重症 …………………………………………………（167）

第一节　急性脓胸 …………………………………………………（167）

第二节　急性肺脓肿 ………………………………………………（170）

第三节　急性呼吸窘迫综合征 ……………………………………（175）

第四节　肺栓塞 ……………………………………………………（184）

参考文献 ……………………………………………………………（197）

第一章 呼吸系统疾病常见症状

第一节 胸 痛

一、病因和机制

(一)胸壁疾病

胸壁疾病如皮下蜂窝织炎、带状疱疹、肋间神经炎、非化脓性肋软骨炎（Tietze病，第 1 肋和第 2 肋软骨疼痛肿胀）、流行性胸痛、肌炎和皮肌炎、肋骨骨折、强直性脊柱炎、颈椎病、急性白血病、多发性骨髓瘤等，这些疾病累及或刺激肋间神经和脊髓后根传入神经引起疼痛。

(二)胸腔内脏器疾病

胸腔内脏器疾病主要通过刺激支配心脏和大血管的感觉神经、支配气管、支气管和食管迷走神经感觉纤维引起胸痛，累及胸膜的病变则主要通过壁层胸膜的痛觉神经（来自肋间神经和膈神经）。

1.心血管疾病

心血管疾病包括心绞痛、急性心肌梗死、心肌炎、急性心包炎、肥厚性心肌病、主动脉瘤、夹层动脉瘤、肺栓塞、肺梗死、心脏神经官能症等。

2.呼吸系统疾病

呼吸系统疾病包括胸膜炎、胸膜肿瘤、气胸、血胸、血气胸、肺炎、肺癌等。

3.纵隔疾病

纵隔疾病包括纵隔炎、纵隔气肿、纵隔肿瘤、反流性食管炎、食管裂孔疝、食管癌等。

(三)其他相邻部位疾病

其他相邻部位疾病包括肝脓肿、膈下脓肿、肝癌、脾梗死等。膈肌中央部位的感觉神经由膈神经支配,而外周部位由肋间神经支配,其感觉中枢分别位于第3、4颈椎和第7～12胸椎,腹腔脏器的病变刺激或影响膈肌可以引起疼痛,同时疼痛还可放射至肩部或下胸部等部位。

二、诊断和鉴别诊断

要注意询问病史,了解胸痛部位、性质、持续时间、影响因素和伴发症状。

(一)根据胸痛部位鉴别

胸壁疾病引起的局限性疼痛,有明显的压痛点,可伴有红、肿、热。带状疱疹的疼痛沿肋间神经走行,常伴有局部皮肤疼痛和异常敏感。Tietze病的肋软骨疼痛常侵犯第1、2肋软骨,在胸壁呈单个或多个隆起。食管和纵隔疾病的疼痛主要在胸骨后,食管疾病时的胸痛可能与进食有关。夹层动脉瘤破裂引起的疼痛常在胸部中间,可向下放射。胸膜炎的疼痛常发生在腋前线与腋中线附近,与呼吸有关。心绞痛和心肌梗死的疼痛则在胸骨后和心前区,可放射至左肩、左臂内侧,达无名指和小指。肺上沟癌引起的疼痛以肩部为主,可向上肢内部放射。

(二)根据胸痛性质和特征鉴别

1.根据疼痛发生的时间

急性或突然发生的胸痛常见于急性心肌梗死、肺栓塞、气胸、动脉瘤破裂等。

2.根据与体位的关系

食管炎引起烧灼痛,饱餐后和仰卧位时加重,服用抗酸药和胃肠动力药后可缓解。而心包炎引起的疼痛,于卧位时加重,坐起或身体前倾时减轻。

3.根据疼痛的特征

心绞痛为闷痛,伴有窒息感,休息或含硝酸甘油可以缓解,而心肌梗死的疼痛则更为剧烈,伴有恐惧和濒死感,同时有大汗、血压下降和休克的表现。肋间神经痛为阵发性灼痛和刺痛。胸膜疼痛常在深呼吸和咳嗽时加重。

4.根据伴发症状

严重肺炎、肺栓塞、气胸引起的疼痛可伴有呼吸困难。夹层动脉瘤破裂和大块肺栓塞时也可出现血压下降或休克。心包炎、胸膜炎、肺脓肿和肺炎常伴有发热。食管疾病所致胸痛可伴有吞咽困难。肺梗死和肺癌的胸痛可有咯血或痰中带血。带状疱疹发生时,在胸壁出现沿肋间神经分布的成簇水疱,疱疹不越过体表中线。肺上沟癌出现胸肩部疼痛,可伴有霍纳综合征。结核性胸膜炎引起的胸痛可伴有结核中毒症状。

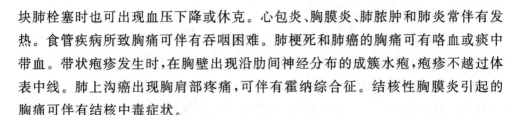

第二节　呼 吸 困 难

一、定义

呼吸困难是一种觉得空气不足、呼吸费力和胸部窒息的主观感觉,或者患者主观感觉需要增加呼吸活动即为呼吸困难。由于呼吸困难只是一种主观感觉,在出现呼吸急促、端坐呼吸、鼻翼煽动、辅助呼吸肌参与、发绀或间歇性呼吸等体征前,检查者不一定能发现,或者需要通过一些检查进行鉴别和证实。

二、分级

呼吸困难严重度的评价,可分为 4 级。①Ⅰ级:在生理活动下无呼吸困难。②Ⅱ级:在重体力活动如上楼时出现呼吸困难。③Ⅲ级:在轻体力活动如平地步行时出现呼吸困难。④Ⅳ级:静息时即有呼吸困难。

三、病因和机制

可分为肺外因素、呼吸系统和心血管系统疾病引起的呼吸困难,以后两者更为常见。

(一)肺外因素引起的呼吸困难

肺外因素引起的呼吸困难主要包括缺氧、机体氧耗量增加、贫血、中毒、药物作用、神经精神性因素等,较为常见的有以下几种。

1.氧耗量增加

机体氧耗量增加,如较强的体力活动、发热、甲亢等。

2.急性和慢性贫血

贫血和大量失血、休克可引起红细胞携氧减少,导致血氧含量下降,组织供氧不足,刺激呼吸中枢引起呼吸困难。

3.中毒性呼吸困难

中毒性呼吸困难包括各种原因引起的酸中毒和药物及化学物质中毒。酸中毒主要是通过刺激颈动脉窦和主动脉体化学感受器作用或直接作用于呼吸中枢,引起深大呼吸,增加肺泡通气,比如糖尿病酮症酸中毒时的 Kussmaul 呼吸。一些化学毒物可以作用于血红蛋白,使其失去携带氧的能力,造成组织缺氧,引起呼吸困难,比如一氧化碳中毒时形成的碳氧血红蛋白,亚硝酸盐和苯胺中毒时形成的高铁血红蛋白等。氰化物中毒时,氰离子可以与细胞色素氧化酶中的三价铁结合,抑制细胞呼吸功能,导致组织缺氧引起呼吸困难。吗啡类药物、巴比妥类等镇静安眠药物中毒时,可以直接抑制呼吸中枢,使呼吸浅而慢,肺泡通气量减少,造成缺氧和二氧化碳潴留。

4.神经精神性呼吸困难

神经精神性呼吸困难包括颅脑器质性疾病和精神或心理疾病引起的呼吸困难。各种颅脑疾病,如脑血管病、颅脑外伤、脑炎、脑膜炎、脑脓肿和脑肿瘤等,可因颅内压升高影响呼吸中枢,使呼吸中枢兴奋性减低,引起呼吸困难,并常出现呼吸节律异常。心身性疾病包括癔症和神经症,这类患者常可感觉胸闷、气短。高通气综合征是由于通气过度超过生理代谢所需而引起的一组症状,表现为呼吸困难、气短、憋气等,不伴有相应的器质性病变,症状的发生与呼吸控制系统异常、自主呼吸调节功能丧失稳定性有关。

5.其他肺外疾病引起的呼吸困难

(1)空气氧含量下降:在海拔 3 000 m 以上,即使在静息状态下也会出现低氧血症。在海拔 3 500～5 500 m时,在静息时也可出现中重度低氧血症,在这种情况下,代偿性过度通气也不能满足机体需要,从而出现呼吸困难。

(2)睡眠呼吸暂停综合征:是睡眠中反复出现的呼吸停止,既可因上气道部分阻塞引起,也可因中枢调节异常造成,常伴有打鼾和白日嗜睡,需进行血氧检测和多导睡眠仪诊断。

(二)呼吸系统疾病引起的呼吸困难

1.上气道疾病

如急性喉炎、喉头水肿、白喉、喉癌等,有时甲状腺肿大也会压迫气管。

2.气管疾病

如异物和肿瘤阻塞气道、急慢性支气管炎、支气管哮喘、慢性阻塞性肺疾病(COPD)、重症支气管扩张、弥漫性泛细支气管炎、支气管肺癌、纵隔肿瘤压迫气管等。

3.肺实质疾病

如肺炎、重症肺结核、肺脓肿、肺气肿、肺不张、尘肺、弥漫性肺间质疾病、肺囊性纤维化、ARDS 等。

4.胸廓和胸膜疾病

如气胸、大量胸腔积液、广泛胸膜肥厚、间皮细胞瘤、胸廓外伤和严重畸形等。

5.神经肌肉疾病累及呼吸肌或药物引起呼吸肌麻痹

如运动神经元病、吉兰-巴雷综合征、重症肌无力、肌松药引起呼吸肌无力等。

6.膈肌运动障碍

如横膈麻痹、大量腹水、腹腔巨大肿瘤、胃扩张、妊娠晚期等。双侧膈肌麻痹可导致吸气时上腹运动和膈肌运动相反,引起呼吸困难,甚至严重的通气障碍。创伤(颈 3～5 横切伤)和感染(脊髓灰质炎)也可引起吸气时膈肌反向上移。

7.肺血管疾病

如肺动脉高压、肺栓塞、原发性肺动脉闭塞等。较大的肺栓塞可引起反射性支气管痉挛,血栓本身释放 5-羟色胺、缓激肽和组胺等也促使气道收缩,栓塞后肺泡表面活性物质减少,肺顺应性下降,均使肺通气量减少;栓塞部分可形成无效腔样通气,未栓塞部分的肺血流相对增加,导致通气血流比例失调,可引起呼吸困难和低氧血症。原发性肺动脉高压时,心排血量下降,肺通气血流比例失调和每分通气量下降等因素可引起劳力性呼吸困难。

(三)心血管系统疾病引起的呼吸困难

各种原因引起的心力衰竭、心包积液或心包缩窄及输液过多和过快等,均可引起心源性呼吸困难。由于左心搏出量减少,引起肺淤血,导致肺间质水肿,弥散功能下降;急性肺水肿伴肺泡渗出增多,可引起肺顺应性下降,同时呼吸道阻力也会增加;输液过多和过快可以引起肺血管静水压增高。以上情况发生时,也会引起呼吸困难。

四、临床表现

(一)肺源性呼吸困难

根据临床表现可分为以下几种。

1.吸气性呼吸困难

吸气性呼吸困难临床表现特点为吸气困难,伴有干咳,重者可出现吸气时胸骨上窝、锁骨上窝和肋间隙明显凹陷,即"三凹征",可有高调吸气性喉鸣,提示喉、气管、大气道阻塞和狭窄,如突然出现,要考虑各种原因引起的喉头水肿和喉痉挛,伴有发热且出现较快时可能为急性喉炎或白喉,逐渐出现要考虑喉部肿瘤。

2.呼气性呼吸困难

呼气性呼吸困难特点是呼气费力,呼气时间延长,常伴有干啰音或哮鸣音。主要见于下呼吸道阻塞的疾病,由于小支气管痉挛和狭窄、肺组织弹性减弱引起的呼吸困难,如急性细支气管炎、支气管哮喘、COPD、ABPA(过敏性支气管肺曲霉病)等。

3.混合性呼吸困难

吸气、呼气都有困难。可见于广泛的肺间质和肺实质疾病、胸廓和胸膜疾病、神经肌肉疾病等。呼吸频率可以变浅变快,并可听到病理性呼吸音。

(二)心源性呼吸困难

左心功能不全引起呼吸困难的特点为活动和仰卧位时明显,休息和坐位时减轻,严重者可出现粉红色泡沫痰、大汗,双肺底部可闻及吸气末细湿啰音,有时可出现哮鸣音等。由于坐位可以使回心血量减少,减轻肺淤血,同时还可以使膈肌降低,增加 10%～30% 的肺活量,因此病情较重者,常被迫采用端坐呼吸。有的患者可出现夜间阵发性呼吸困难,在睡眠中被迫坐起,惊恐不安,伴有咳嗽,轻者数分钟或数十分钟可以缓解,重者则可出现上述严重症状。

(三)中毒性呼吸困难

因酸中毒所致者多为深大呼吸,根据病因不同呼出气可有尿(氨)味(尿毒症)或烂苹果味(糖尿病酮症酸中毒)。如果镇静药或安眠药中毒抑制了呼吸中枢,则呼吸困难表现为呼吸浅表、缓慢,可有节律异常。

(四)中枢性呼吸困难

中枢性呼吸困难由颅内压升高或呼吸中枢抑制引起,表现为呼吸浅慢或呼吸过快和过慢交替、呼吸暂停,比如潮式呼吸(Cheyne-Stokes 呼吸)、间停呼吸(Biots 呼吸)等。

(五)癔症患者呼吸困难

癔症患者呼吸困难常表现为呼吸浅表、频数增加,常因过度通气出现呼吸性碱中毒表现,如口周和肢体麻木、手足搐搦等,神经症患者有时可出现叹息样呼气,长出气后自觉好转。高通气综合征患者的临床症状可涉及多个系统,包括胸闷、气短和呼吸困难,同时可有头晕、头昏、心慌心悸、焦虑等,常为深快呼吸,可由过度通气激发试验诱发。

五、诊断和鉴别诊断

由于呼吸困难存在器质性原因和心因性原因,因此,要仔细问诊进行鉴别,同时还要根据一些实验室检查结果综合分析。

(一)根据呼吸困难发生时间的长短鉴别

1.急性发生的呼吸困难

急性发生的呼吸困难可见于气管异物、喉头水肿、支气管哮喘、肺栓塞、气胸、急性呼吸窘迫综合征、急性左心功能不全、高通气综合征等。

2.慢性发生(逐渐发生)的呼吸困难

慢性发生的呼吸困难见于支气管炎、肺炎、COPD、胸腔积液、肺不张、肺癌、弥漫性肺间质疾病、结节病、肺血管炎、弥漫性泛细支气管炎、尘肺、肺动脉高压、神经肌肉疾病等。

(二)根据肺功能检查结果鉴别

1.阻塞性通气功能障碍

指气道阻塞引起的通气功能障碍,原则上以第1秒用力肺活量占用力肺活量(FVC)预计值百分比下降为标准。可见于支气管哮喘、支气管扩张症、COPD、BOOP。

2.限制性通气功能障碍

指胸肺扩张受阻引起的通气障碍,主要表现为用力肺活量明显下降。可见于重症肌无力、胸腔积液、气胸、间质性肺疾病、肺不张等。

3.混合性通气功能障碍

兼有阻塞性和限制性两种表现。

(三)根据伴发症状鉴别

1.伴胸痛

见于肺炎、肺栓塞、胸膜炎、气胸、急性心肌梗死、肺癌等。

2.伴咳嗽、咳痰

见于慢性支气管炎、COPD、肺脓肿等。

3.伴发热

见于肺炎、胸膜炎、肺脓肿等。

4.伴意识障碍

可见于脑血管意外、急性中毒、肺性脑病等。

5.伴咯血

可见于肺结核、肺癌、支气管扩张等。

(四)其他

还要注意询问患者的职业接触史、药物使用史、有无诱发因素、与体位和活动的关系及其他疾病史等。

第三节 咳　嗽

一、概述

咳嗽是一种突然的、暴发式的呼气运动,有助于清除气道内的分泌物或异物,其本质是一种保护性反射。咳嗽分为干咳和有痰的咳嗽(或称湿性咳嗽)。咳痰是借助气管支气管黏膜上皮细胞的纤毛运动、支气管平滑肌的收缩及咳嗽时的用力呼气将气道内的痰液排出的过程。

咳嗽反射的反射弧构成包括以下环节。

(一)神经末梢感受器

引发咳嗽的感觉神经末梢多分布于咽部和第 2 级支气管之间的气管和支气管黏膜。其他部位如咽部、喉部、肺组织、胸膜甚至外耳道都有咳嗽感受器的分布。分布于上呼吸道的神经末梢对异物敏感,属于机械感受器,而分布在较小气道内的神经末梢对化学物质,尤其是对有毒的化学物质敏感,属于化学感受器。分布在气管支气管树中的神经上皮可以延伸到细支气管和肺泡,但是一般认为肺泡中分布的神经感受器不会引起咳嗽。当肺泡中产生的分泌物到达较小的支气管时才会引起咳嗽。

(二)传入神经

引起咳嗽的刺激通过迷走神经、舌咽神经、三叉神经和膈神经等传入。其中迷走神经传导的刺激来源于咽、气管、支气管和胸膜。舌咽神经传导来自喉部的刺激。三叉神经则主要是鼻和鼻窦。膈神经传导来自心包和膈的刺激。

(三)咳嗽中枢

位于延脑。

(四)传出神经

舌下神经、膈神经和脊神经。

(五)效应器

效应器指膈肌和其他呼吸肌。

咳嗽的具体过程依次为吸气、声门紧闭、呼气肌快速收缩在肺内产生高压，然后声门突然开放、气体快速从气道中暴发性地呼出，通过这种方式带出气道中的物质。

引起咳嗽的 3 种常见刺激类型：物理性、炎症性和心因性。物理性刺激有吸入烟雾、颗粒、气道内新生物或气管支气管外压迫、肺纤维化和肺不张所致的气道扭曲等。炎症性刺激包括气道炎症、气道和肺实质渗出物等。心因性刺激是由中枢神经系统直接兴奋咳嗽中枢后发放冲动形成，无外周感受器传入的具体刺激。

咳嗽是否有效取决于咳嗽反射通路中各个部分的功能是否正常及发生咳嗽时的肺内气体量。镇静药或麻醉剂可以削弱咳嗽感受器的敏感性；神经肌肉病变可以损害咳嗽反射的通路以致患者不能有效地咳嗽。气管插管或切开时，由于声门无法闭合，不能在肺内形成足够的高压，也会影响咳嗽的效果。另外，通气功能损害（COPD、胸廓畸形等）、黏膜纤毛运动障碍及痰液黏稠等都会使患者的气道廓清能力减弱。

剧烈的咳嗽会对患者的日常生活和睡眠造成很大的影响。剧烈而持久的咳嗽可能会造成患者胸壁软组织的损伤，甚至肋骨骨折。剧烈的咳嗽还可引起胸膜腔内压显著增高，某些患者还会出现咳嗽性晕厥。

二、常见病因

心、肺疾病是咳嗽最常见的病因，包括急慢性呼吸系统感染、非感染性呼吸系统疾病、心血管疾病等。另外，咳嗽的病因还包括药物、理化刺激和焦虑症等。

(一)呼吸系统感染

各种病原微生物或寄生虫等引起的呼吸系统感染均可引起咳嗽。包括急慢性上呼吸道感染、急性气管支气管炎、肺炎、COPD 急性加重、支气管扩张、肺脓肿、胸膜炎、肺结核、肺部真菌感染、寄生虫病等。

（二）非感染性呼吸系统疾病

哮喘、慢性支气管炎、气道异物、嗜酸性粒细胞性支气管炎（EB）、过敏性鼻炎、支气管肺癌、间质性肺病、肺血管疾病（如肺栓塞）等。

（三）其他

肺水肿（心力衰竭、肾衰竭）、结缔组织病、胃食管反流等；药物所致咳嗽（ACEI类、β受体阻滞药）；心因性咳嗽（焦虑症等）。

三、咳嗽的病因诊断

询问患者的病史对病因诊断具有重要意义，80%的患者可以通过问诊获得较为明确的诊断或为获得明确诊断提供重要的线索。详细的病史采集和体格检查（重点在上呼吸道、肺和心脏）后，再根据可能的病因选择影像学检查、肺功能检查等有针对性的检查。

（一）病史采集

1.咳嗽的病程

掌握咳嗽的病程是了解咳嗽病因的重要因素。根据咳嗽发生的时间可将咳嗽分为以下几种。①急性咳嗽：＜3周。②亚急性咳嗽：持续时间3～8周。③慢性咳嗽：病程超过8周。咳嗽的病程不同，引起咳嗽的常见疾病构成也各不相同（X线胸片正常的咳嗽常见病因见表1-1）。急性起病的咳嗽往往提示急性呼吸道感染，持续存在的咳嗽则提示患者有慢性疾病，反复发生的、冬春季加重的咳嗽是慢性支气管炎诊断的重要线索。

表 1-1　X线胸片正常的咳嗽常见原因

分类	时间	常见病因
急性咳嗽	＜3周	普通感冒
		急性气管支气管炎
		急性鼻窦炎
		慢性支气管炎急性发作
		哮喘
亚急性咳嗽	3～8周	感染后咳嗽（又称感冒后咳嗽）
		细菌性鼻炎
		哮喘
慢性咳嗽	＞8周	咳嗽变异型哮喘（CVA）
		上气道咳嗽综合征（UACS）

续表

分类	时间	常见病因
慢性咳嗽	＞8周	嗜酸性粒细胞性支气管炎（EB）
		胃食管反流性咳嗽（GERC）慢性支气管炎
		支气管扩张
		支气管内膜结核
		变应性咳嗽（AC）
		心因性咳嗽

2.咳嗽的诱因

接触冷空气、异味或运动时出现的咳嗽，常见于哮喘、AC。

3.咳嗽本身的特点

发生于上呼吸道和大气道疾病的咳嗽，往往是一种短促的刺激性咳嗽。鼻后滴流引起的咳嗽，常常被描述为清喉的动作，是一种短促而频繁的干咳，或告之有来自后鼻腔的分泌物。发生于较小气道和肺部病变的咳嗽则往往是深在的非刺激性咳嗽。

4.干咳

干咳常是急性上、下呼吸道感染最开始的表现。吸入刺激性烟雾或异物也可以引起持续性干咳。临床上持续干咳的常见病因有感染后咳嗽、CVA、UACS、EB、GERC、服用血管紧张素转换酶抑制剂（ACEI）类药物、支气管内肿物或肺淤血等疾病。少见的病因包括气管或支气管外的压迫，特别是纵隔肿物或主动脉瘤；慢性肺间质病变，尤其是各种原因所致的肺间质纤维化也常常表现为持续性干咳。胸膜病变也是干咳的原因之一。

5.咳痰及痰的性状

脓性痰常常是气管支气管树和肺部感染的可靠标志。急性疾病有咳痰时，痰液性状常常对诊断有提示作用。如铁锈色痰可见于肺炎链球菌肺炎，砖红色胶冻样痰见于肺炎克雷伯杆菌感染，带有臭味的脓性痰常常见于厌氧菌感染，如吸入性肺脓肿。慢性支气管炎缓解期痰液的外观为白色，有黏液性，合并急性感染后痰液常常变为黄绿色，剧烈咳嗽有时可以痰中带血。黏液性痰对诊断帮助不大，任何原因所致的长期支气管刺激都可以产生黏液样痰。持续性脓性痰见于支气管扩张和慢性肺脓肿等慢性化脓性肺部疾病，痰液往往较多，留置后可出现分层，上层为泡沫，中层为半透明的黏液，下层为坏死性物质。粉红色泡沫样痰见于急性左心衰竭。大量白色泡沫样痰是细支气管肺泡癌一种少见但有特征性的表现。

6.一天之中咳嗽发生的时间

慢性支气管炎、慢性肺脓肿、空洞性肺结核、支气管扩张等疾病的咳嗽、咳痰经常发生于晨起。由于夜间潴留在支气管树中的分泌物较多,晨起时体位发生改变,分泌物会刺激气管支气管黏膜产生咳嗽和咳痰。肺淤血、CVA的咳嗽往往在夜间发生且有咳醒。其中肺淤血所致的咳嗽在患者坐起后可明显缓解。在某些特定体位才出现的咳嗽见于带蒂的气道内肿瘤。进食时出现咳嗽提示吞咽机制紊乱(常常由脑血管病变引起)、食管憩室炎或食管支气管瘘。

7.伴随症状的问诊

咳嗽伴发热多见于急性气管支气管炎、肺部感染、胸膜炎等感染性疾病;部分患者可自觉有哮鸣音,常见于哮喘气道狭窄(如气道内肿物)。

8.既往病史的询问

有无慢性肺部疾病(包括肺结核)、鼻炎和鼻窦炎,心脏病、高血压、糖尿病、结缔组织病、过敏史,有无呼吸道传染病接触史等。

9.个人史的询问

询问患者的吸烟史对病因诊断有重要意义,长期吸烟史不但有助于慢性支气管炎的诊断,而且对于肺癌的诊断有提示意义。需要特别注意的是,慢性咳嗽患者如果咳嗽的性质发生了改变,要注意肺癌发生的可能,尤其是长期吸烟者。也要询问职业病史(刺激性气体、毒物或粉尘接触史等)及环境中是否存在变应原或刺激性物质(宠物、花草、家居装修情况等)。

10.诊疗情况的询问

是否进行血常规检查,胸片、CT等胸部影像学检查,肺功能(舒张试验或激发试验)、支气管镜、皮肤变应原试验及 ECG、UCG 等检查。有无使用抗生素和镇咳药、平喘药、吸入激素、抗过敏药等,使用后疗效如何。有无使用 ACEI 类药物、β受体阻滞药等。

(二)体格检查

进行常规体格检查时,除关注心、肺疾病外,需要特别关注的情况有:鼻和鼻窦的检查(注意有无鼻塞、鼻窦压痛等,必要时请耳鼻喉科医师进行专科检查)、咽后壁情况(黏膜鹅卵石样改变是诊断 UACS 的重要线索)、有无杵状指(常见于慢性化脓性肺部疾病,如支气管扩张、肺脓肿等,也见于部分肺间质疾病或支气管肺癌)等。

(三)相关辅助检查

下述诊断措施有助于明确咳嗽的病因,可选择性使用。

1.影像学检查

胸片仍然是最常采用的检查手段,对于明确肺实质、间质病变、胸膜病变等的诊断具有重要的参考价值和鉴别诊断的意义。对于病因不明的咳嗽,时间超过3周者应考虑胸片的检查。胸部 CT 有助于发现 X 线胸片不能很好显示的隐蔽部位的肺部病变、纵隔病变,高分辨 CT(HRCT)对于支气管扩张和间质性肺病具有重要的诊断价值。鼻窦 CT 对鼻窦炎的诊断非常重要。

2.肺功能检查

常规通气功能检查＋舒张试验对支气管哮喘和 COPD 的诊断具有重要的价值,同时有助于较早发现上气道病变。支气管激发试验阳性对 CVA 具有重要的诊断价值。

3.诱导痰检查

对于慢性咳嗽患者,利用超声雾化吸入高渗盐水的方法进行痰液诱导,并进行其白细胞分类,对诊断 EB 具有重要意义,也可用于支气管结核和支气管肺癌的检查。

4.支气管镜检查

支气管镜可有效发现气管支气管腔内病变,如肿瘤、异物、黏膜病变等。

5.食管 24 小时 pH 监测

其是目前诊断 GERC 最有效的方法。

6.耳鼻喉相关检查

耳鼻喉检查包括鼻咽镜、纤维喉镜等,对明确上呼吸道病变诊断有意义。

7.有关过敏性疾病的检查

过敏性疾病的检查对 CVA 和 AC 的诊断具有意义,包括外周血嗜酸性粒细胞计数,皮肤变应原试验(SPT)、IgE 和特异性 IgE 测定等。

8.咳嗽敏感性检查

通过雾化使受试者吸入一定量的刺激物气雾溶胶颗粒而诱发咳嗽,并以咳嗽次数作为咳嗽敏感性的指标。常用辣椒素吸入进行咳嗽激发试验。咳嗽敏感性增高常见于 AC、EB、GERC。

四、引起咳嗽的常见疾病

(一)急性咳嗽

普通感冒即急性鼻炎,是引起急性咳嗽的常见病因。临床表现为鼻塞、流涕、打喷嚏和鼻后滴流等鼻部炎症症状,常常有咽喉部刺激感或其他不适,可有或无发热。常见病因为病毒感染。治疗无需使用抗生素,以对症治疗为主。常用治疗药物为含有退热的药物、减充血剂第 1 代抗组胺药物(H_1 受体拮抗药)和镇咳药物等不同成分组成的 OTC 感冒药物。但也有研究显示,对于卡他和打喷嚏等症状,各种类型的抗组胺药物在疗效之间并无显著性差异,而且第 1 代抗组胺药有镇静的不良反应。

(二)亚急性咳嗽

感染后咳嗽是引起亚急性咳嗽的常见病因。患者在发生急性上呼吸道感染后,持续咳嗽超过 3 周时应考虑感染后咳嗽。感染后咳嗽常呈自限性,持续时间一般不超过 8 周,多属于亚急性咳嗽。发生机制可能和感染后出现气道高反应性、黏液分泌过多等有关。咳嗽持续 8 周以上者需要鉴别 UACS、CVA 和 GERC 等的可能。患者常常对抗感染治疗无反应,可短期应用 H_1 受体拮抗药及中枢性镇咳药。吸入异丙托溴铵有可能减轻咳嗽症状。少数顽固性咳嗽患者在上述治疗无效时可试用吸入或者口服糖皮质激素(10~20 mg/d)治疗,疗程为3~7 天。

需要注意的是部分成人患者也可发生百日咳,主要表现为阵发性干咳,可出现痉挛性咳嗽和喘鸣(阵发性咳嗽后,由于喉痉挛,出现的吸气性高调喉鸣音)及咳嗽后呕吐等。多数以夜间为著。咽拭子培养出百日咳杆菌可确诊,但常常需要较长时间。治疗首选大环内酯类抗生素,疗程 2 周。但如果咳嗽症状出现 1~2 周后使用常常不能有效控制症状,治疗的目的更多地在于防止疾病的传播。支气管舒张药、H_1 受体拮抗药和吸入糖皮质激素往往无效。可对症使用镇咳药物控制症状。

(三)慢性咳嗽

CVA、UACS、EB、GERC 在所有慢性咳嗽的门诊患者中占 70%~95%。这些患者容易被误诊为"慢性支气管炎",有些甚至长期服用抗生素或镇咳药物,需要引起注意。现简介如下。

1.CVA

CVA 本质为哮喘,咳嗽为其主要临床表现,常表现为刺激性干咳。患者可无明显喘息、气促等典型的哮喘症状。但是,其发作特点和诱因与哮喘基本一致,比如容易在夜间出现咳嗽,常常在接触冷空气、刺激性气体或上呼吸道感染后诱发或原有症状加重。一般镇咳药效果欠佳,但支气管舒张药和糖皮质激素治疗常常有效。

其本质为哮喘,因此具有气道高反应性。肺通气功能检查常正常,但是支气管激发试验阳性为其重要特征。

其治疗和哮喘相同,主要使用吸入糖皮质激素和支气管舒张药。

2.UACS

曾称为鼻后滴漏综合征(PNDs),在欧美国家是引起慢性咳嗽的首位病因。病因包括一系列呼吸道炎症。①各种原因所致的鼻炎:感染性鼻炎(如普通感冒、细菌性鼻炎)、过敏性鼻炎(常年性过敏性鼻炎和季节性过敏性鼻炎)、血管运动性鼻炎(药物、理化因素、情绪等所致)、药物性鼻炎(主要包括阿司匹林等NSAIDs)等。②鼻-鼻窦炎:病因包括感染和过敏(主要针对真菌或 NSAIDs)。

咳嗽以日间为主,常常在清晨或体位改变时出现,睡后较少咳嗽。除咳嗽外,患者常常有鼻塞、流涕、咽干、异物感、反复清咽喉、咽后壁黏液附着感或滴流感等症状。这些症状虽不具备特异性,但对诊断具有一定的提示作用。查体可见口咽部黏膜呈鹅卵石样改变,或发现咽部有黏液附着。

UACS 引起咳嗽的主要机制为分布在上气道内的咳嗽反射传入神经受到了机械刺激。由于部分患者并没有后鼻滴流症状,而且后鼻滴流并不一定是咳嗽的直接原因,因此目前 PNDs 的名称逐渐被 UACS 所取代。

UACS 的治疗主要是针对引起咳嗽症状的鼻和鼻窦疾病的治疗。根据不同的病因选择不同的治疗措施。①避免变应原暴露:主要是过敏性鼻炎患者。②改善炎症反应和分泌物的产生:对于非过敏性因素所致者,可首选第 1 代抗组胺药(代表药物为马来酸氯苯那敏)和减充血剂(常用药物为盐酸伪麻黄碱)。多数患者在治疗后数天至 2 周内症状改善。针对过敏性鼻炎则可选用无镇静作用的第 2 代抗组胺药联合鼻腔吸入糖皮质激素(常用药物为丙酸倍氯米松,每鼻孔每次50 μg,1～2 次/天,或相当剂量的其他吸入激素)。③控制感染:细菌性鼻窦炎需应用抗菌药物。急性细菌性鼻窦炎的常见病原为肺炎链球菌和流感嗜血杆菌,因此可选用 β 内酰胺类、新型大环内酯类、氟喹诺酮等药物。阿莫西林(或加酶抑制药)作为首选治疗药物。注意根据细菌的耐药性选择治疗药物。对于抗感染治疗效果欠佳或分泌物较多者,可同时使用鼻腔吸入糖皮质激素、抗组胺药及减充血剂以减轻炎症。慢性细菌性鼻窦炎以厌氧菌、链球菌等为主要病因,可有生物被膜形成。治疗仍然以β内酰胺类为主,可采用大环内酯类抗生素抑制生物被膜的产生,对减少复发有一定的效果。抗生素一般用至症状消失后数天至1周。治疗效果欠佳时选择鼻腔冲洗、引流或手术治疗。④纠正鼻腔解剖学异常:处理鼻中隔、鼻息肉、鼻甲等问题。

3.EB

EB是以气道嗜酸性粒细胞浸润为特征的支气管炎,是慢性咳嗽的重要原因。和哮喘不同,EB缺乏气道高反应性。其主要临床表现为慢性刺激性干咳,且常常为唯一临床症状。咳嗽日间或夜间均可出现,部分患者对油烟、灰尘、刺激性气味或冷空气敏感,可诱发咳嗽症状。体格检查常常无异常发现。肺通气功能及呼气峰流速变异率(PEFR)正常。支气管激发试验阴性。

EB的临床表现缺乏特异性,诊断主要依靠诱导痰的细胞学检查。诱导痰细胞学检查显示嗜酸性粒细胞占白细胞比例≥3%,结合上述临床症状和肺功能检查,在除外其他嗜酸性粒细胞增多性疾病后,可诊断为EB。

EB对糖皮质激素治疗反应良好,治疗后咳嗽常常明显减轻或消失。常用丙酸倍氯米松(每次 $25\sim50~\mu g$,2 次/天)或等效剂量的其他吸入糖皮质激素。连续使用4周以上。初始治疗时可联合应用泼尼松口服,每天 $10\sim20$ mg,使用 $3\sim7$ 天。支气管舒张药治疗无效。

4.GERC

GERC是引起慢性咳嗽的重要原因之一。患者多表现为日间、直立位时出现的咳嗽,少部分患者可以有夜间咳嗽。少数患者有 GERC 的典型表现,如胸骨后烧灼感、反酸、嗳气、胸闷等。部分患者可因为存在微量误吸,出现咽喉部症状。大部分患者咳嗽症状为唯一表现。其发生机制并未完全明了,可能包括:刺激上呼吸道咳嗽反射的传入神经、反流物吸入下呼吸道,以及刺激食管-支气管咳嗽反射等。最后一种机制可能是最重要的原因,即反流至远端食管时就可以引起咳嗽。应当注意的是,GERC的反流并不都是酸反流,少数患者也存在碱反流的情况。

对于慢性咳嗽患者,在除 CVA、EB、UACS 外应考虑 GERC 的可能。尤其是患者存在反流症状,或和进食有关的咳嗽时,更应注意其可能。通过24小时食管 pH 监测可明确 GERC 的诊断,并可能发现反流和咳嗽的相关性。其他检查如胃镜、上消化道造影等对诊断的价值有限。

对于诊断明确的患者,首先应规范地治疗 GERC,措施如下。①调整生活方式:减重、少食多餐、避免过饱和睡前进食,避免加重反流的食物、饮料和行为,如酸性食物、油腻食物、咖啡、吸烟等。夜间休息时应采取高枕卧位。②制酸药：首选质子泵抑制药，或选用 H_2 受体拮抗药。③促胃动力药：如多潘立酮。④治疗胃十二指肠的基础疾病：如慢性胃炎、消化性溃疡等。内科治疗 2～4 周后才能出现明显的疗效，总疗程常常需要 3 个月以上。少数内科治疗失败的严重反流患者，可考虑抗反流手术治疗。

5.AC

AC 是慢性咳嗽的病凶之一。患者表现为阵发性刺激性咳嗽，多为干咳，常有咽喉发痒。刺激性气体、冷空气或讲话等可诱发症状。多数患者有特异质，可表现为皮肤变应原皮试阳性、外周血 IgE 增高等。肺功能正常、支气管激发试验阴性可和支气管哮喘鉴别，诱导痰嗜酸性粒细胞比例无增加和 EB 鉴别，患者亦不具备过敏性鼻炎的典型症状。治疗可选用抗组胺药物和（或）糖皮质激素。AC 目前还不能确定为一种独立的疾病，它和其他疾病之间的关系有待进一步的观察和研究。

6.血管紧张素转换酶抑制药（ACEI）诱发的咳嗽

咳嗽是 ACEI 类药物的常见不良反应，发生率为 10%～30%。主要症状为刺激性干咳，多有咽干、咽痒、胸闷等，症状以夜间为重，平卧后可加重。其主要机制为 ACEI 类药物抑制缓激肽及其他肽类物质的分解。这些炎症介质可刺激肺内 J 受体，引起干咳。同时，ACEI 可引起气道反应性增高。停用 ACEI 后咳嗽症状缓解可确诊。通常在停药 1～4 周后咳嗽明显减轻或消失。对于 ACEI 类药物引起咳嗽的患者，可使用血管紧张素 II 受体拮抗药（ARB）替代 ACEI。

7.心因性咳嗽

心因性咳嗽又称习惯性咳嗽，常常与焦虑、抑郁等有关。儿童更为多见。典型表现为日间咳嗽，可表现为高调咳嗽，当注意力转移时咳嗽症状可消失，夜间休息时无咳嗽。心因性咳嗽的诊断需要排除其他器质性疾病所致的咳嗽。成年患者在治疗时以心理咨询或精神干预为主，可适当辅助性应用抗焦虑药物。

五、慢性咳嗽的诊断程序

对慢性咳嗽的患者进行诊断时应重视下述问题。

（1）注意询问咳嗽发生的时相、特点、伴随症状和诱发因素等。

（2）病史的采集，除了解下呼吸道疾病（如急慢性支气管炎）的相关症状外，还应特别关注：上呼吸道疾病（耳鼻咽喉）症状和病史、消化系统疾病（尤其是胃食管反流性疾病）、个人和家族过敏性疾病史、药物治疗史（包括 ACEI 类等药物的使用及对抗生素、支气管舒张药等药物的治疗反应）。

（3）根据上述情况选择相关的检查。首先进行X线检查以明确有无明显的肺、心脏和胸膜病变等。如果胸片有异常发现，可根据具体情况选择进一步的检查和治疗。如胸片基本正常，可参考图1-1的慢性咳嗽诊断流程，逐步明确咳嗽的病因。

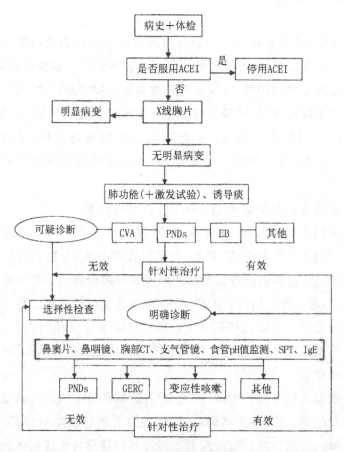

图 1-1 慢性咳嗽的诊断流程

（4）对于临床症状较为典型的慢性咳嗽患者，可根据疾病的临床特征进行初步判断，并同时进行试验性治疗。

（5）对于临床症状不典型的患者可按照先常见后少见，先易后难，先无创后有创的检查顺序进行。如可先后进行肺功能（包括支气管激发试验）、诱导痰、耳鼻喉科的鼻咽镜检查、鼻窦CT特异质的相关检查（外周血嗜酸性粒细胞、IgE、SPT）、24小时食管pH监测等。

(6)对于慢性咳嗽常规检查后仍不能明确病因的患者,应进行 HRCT,支气管镜和心脏的相关检查,以明确有无不典型的气道病变(如支气管内膜结核、支气管扩张)、慢性充血性心力衰竭等。

六、常用咳嗽治疗药物

咳嗽作为一种防御性反射,有利于清除呼吸道分泌物和异物,因此程度较轻时无须处理。对于分泌物较多,尤其是感染后痰液黏稠的患者应以抗感染和化痰治疗为主,避免使用镇咳药物。对于慢性咳嗽,在病因不明确时,一般不建议使用强镇咳药物。但是,当剧烈干咳对患者的工作和休息造成严重影响时,可适当给予镇咳药物控制患者的症状。

(一)镇咳药

1.中枢性镇咳药

该类药物主要作用于延脑的咳嗽中枢,又分为依赖性和非依赖性镇咳药。前者包括吗啡类生物碱及其衍生物,镇咳作用明显,但也具有成瘾性,仅在其他治疗无效时短期使用。非依赖性镇咳药多为人工合成,如喷托维林、右美沙芬等,无镇痛作用和成瘾性,临床应用广泛。

(1)依赖性镇咳药。①可待因:作用于中枢 μ 阿片肽受体,止咳作用强而迅速,同时具有镇痛和镇静作用。在有效剂量下具有成瘾性和呼吸抑制作用。口服或皮下注射,每次 $15\sim30$ mg,每天用量为 $30\sim90$ mg。②福尔可定:作用与可待因相似,但成瘾性较弱。口服每次 $5\sim10$ mg。

(2)非依赖性镇咳药。①右美沙芬:作用于中枢和外周的 σ 受体,是目前临床上应用最广泛的镇咳药,用于多种 OTC 镇咳药物。作用与可待因相似,但无镇痛作用,偶可引起轻度嗜睡。治疗剂量下对呼吸中枢无抑制作用、不产生依赖性和耐受性。口服每次 $15\sim30$ mg,$3\sim4$ 次/天。②喷托维林:作用强度为可待因的 1/3,有轻度的阿托品样作用和局麻作用,大剂量时还具有抗惊厥和解痉作用。口服每次 25 mg,3 次/天。青光眼及心功能不全者慎用。③右啡烷:右美沙芬的代谢产物,耐受性良好。

2.外周性镇咳药

此种药物可抑制咳嗽反射弧中的感受器、传入神经及效应器的某一环节,包括局部麻醉药和黏膜防护剂。

(1)苯丙哌林:非麻醉性镇咳药,作用为可待因的 $2\sim4$ 倍。抑制咳嗽冲动的传入,同时对咳嗽中枢亦有抑制作用,不抑制呼吸。口服每次 $20\sim40$ mg,3 次/天。

（2）莫吉司坦：非麻醉性镇咳药，是一种乙酰胆碱拮抗药，作用较强。口服每次 100 mg，3 次/天。

（3）那可丁：为阿片所含的异喹啉类生物碱，作用与可待因相当。口服每次 15～30 mg，3～4 次/天。

（二）祛痰药物

可以选用 N-乙酰半胱氨酸、盐酸氨溴索、愈创甘油醚、桃金娘油和中药祛痰药等。

（三）抗组胺药物

常用的 H_1 受体拮抗药包括氯苯那敏、氯雷他定、西替利嗪等，主要用于 UACS、普通感冒和感染后咳嗽的治疗。

第四节　咯　　血

咯血是呼吸内科临床常见的临床症状，占到呼吸内科门诊量的 7％～15％，也是呼吸内科经常遇到的急症之一。所谓咯血是指喉以下呼吸道任何部位的出血，经喉头、口腔而咳出。据统计，咯血 5％ 来自肺动脉系统出血，由于肺循环压力低，多数出血量不大。另外 95％ 则来源于支气管动脉，由于支气管动脉属于体循环，其血管腔内压力高，因此常常出血量较大。

一、咯血的病因学

引起咯血的病因众多。据统计有 100 种以上的疾病可以引起咯血，包括很多系统疾病，例如呼吸系统、心血管系统、血液系统等。呼吸系统疾病中引起咯血的常见病主要有支气管炎、支气管扩张、肺结核、肺炎、肺癌、肺脓肿、硅沉着病等。比较少见的疾病包括肺吸虫病、肺棘球蚴病（肺包虫病）、肺阿米巴病等；心血管疾病中引起咯血的常见病包括风湿性心脏病、高血压心脏病、动静脉畸形、肺动脉高压、主动脉瘤等；血液系统疾病中引起咯血的常见病血小板减少、白血病、再生障碍性贫血等。另外有些药物可引起咯血，例如阿司匹林、青霉胺、华法林、肝素、溶栓药物等。其他少见的原因有氧中毒、胸部外伤及妇女替代性月经等。根据其发生的原因及特点将咯血加以分类如下，以帮助理清临床上诊断和鉴别诊断思路。

(一)感染性因素

分枝杆菌感染(主要为结核性分枝杆菌感染)、真菌感染、肺脓肿、坏死性肺炎(克雷伯杆菌、葡萄球菌、军团菌感染)、寄生虫感染(肺包虫、肺吸虫病)。

(二)医源性因素

Swan-Ganz导管、支气管镜检查、透支气管壁活检、经支气管壁针吸活检。

(三)创伤性因素

肺部顿挫/贯通伤、吸引性溃疡、气管支气管动脉瘘。

(四)肿瘤性因素

支气管肺癌、支气管腺瘤及支气管、肺转移瘤、肉瘤。

(五)儿童咯血

支气管腺瘤、异物吸入、血管畸形。

(六)血管疾病

肺梗死、栓塞、二尖瓣狭窄、动脉血管瘘、动静脉畸形、支气管毛细血管扩张症、左心衰竭。

(七)凝血障碍

血管性血友病、血友病、抗凝药治疗、血小板减少性紫癜、血小板功能障碍、弥散性血管内凝血。

(八)血管炎

白塞病、韦格纳肉芽肿病。

(九)肺疾病

支气管扩张病、慢性支气管炎、肺气肿性大疱。

(十)其他

淋巴管平滑肌瘤病、子宫内膜异位症、尘肺、支气管结石特发性咯血。

感染为咯血的最常见原因,占全部咯血原因的 60%～70%。其机制是由于感染引起炎症反应,导致黏膜充血水肿,血管扩张,继而破裂造成出血。根据美国统计资料,感染性支气管炎占咯血原因的 26%,肺炎占 10%,结核占 8%。而在发展中国家则以结核为咯血的最常见原因,例如南非咯血的原因中由结核引起的可高达 73%。侵袭性感染为导致咯血最常见的感染因素,除结核外,主要为细菌。例如金黄色葡萄球菌、肺炎克雷伯杆菌等细菌的感染,侵袭性真菌感染也比较常见。与其他感染相比,肺鼠疫更容易出现咯血。病毒感染,例如流感病毒、SARS、高致病性禽流感也可出现咯血。HIV感染者出现咯血的最常见原因也是肺炎,但部分可因Kaposi肉瘤等并发症而出现咯血。原发肺部肿瘤可占到咯血患者的23%,其中支气管源性肿瘤占到50%。良性或恶性肿瘤的出血可继发于浅表黏膜的受累、糜烂或血管过于丰富造成血管破裂。转移瘤很易引起咯血。肿瘤可引起继发感染,也可导致咯血。

二、咯血的病理生理

气管支气管树黏膜的急慢性炎症反应可导致血管扩张、黏膜剥脱、萎缩及糜烂甚至溃疡,常常还可导致局部出血。由于气管、支气管血管丰富脆弱,轻微的创伤即可引起出血,例如支气管检查中进行的负压吸引。肺组织的坏死也是引发咯血的常见机制。肺栓塞、各种病原引起的肺炎、肺血管炎均可导致肺组织缺血坏死。肺静脉回流受阻可以导致肺静脉及肺泡毛细血管压力升高,严重时可以导致毛细血管通透性增加甚至破裂,从而导致咯血。这种机制主要见于左心功能不全及二尖瓣狭窄所致的咯血。

肺结核是引起咯血的常见原因。活动期结核出血主要由于局部组织坏死。严重者可以形成空洞,而空洞壁的动脉血管扩张可以形成梨形的Rasmussen动脉瘤,可引起致死性咯血。尸体解剖表明,这种动脉瘤的发生在肺结核咯血死亡的病例中不到10%。更为常见的是支气管循环血管的增生、扩张及扭曲,也可见到支气管动脉与肺动脉的短路。这些异常在支气管扩张、囊性纤维化和肺脓肿也是非常多见的。然而更多的咯血发生在结核痊愈后数年,主要由于局部形成支气管结石、继发于瘢痕组织的肿瘤及结核继发的支气管扩张。

支气管肺癌血供丰富,但选择性支气管动脉造影显示仅不到4%存在血管异常,因此很少会出现大血管破裂。此类患者主要由于肿瘤浸润黏膜或肿瘤组织坏死所致,因而多数为少量出血,罕有大咯血发生。

三、咯血的诊断与评价

咯血的诊断有时相当困难,而病史、体格检查对病因诊断是不可或缺的,因此诊断的第一步是进行详细的病史询问和体格检查。通过这些可以比较明确地确定咯血的量和出血速度,从而为下一步的检查、治疗提供依据。关于非大咯血的诊断流程见图1-2。对于大咯血患者的处理应以积极挽救生命为主要目的,同时应尽可能进行相应的检查,其处理流程有别于非大咯血的诊断流程(图1-3)。

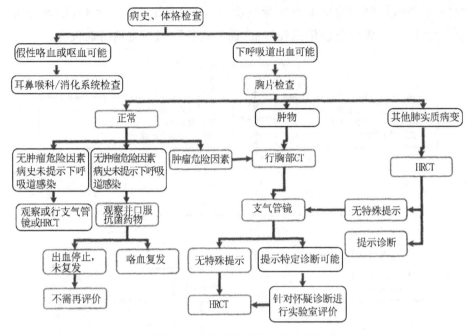

图 1-2　非大咯血的临床诊断流程

(一)咯血量的判定

诊断咯血最重要的指征是确定咯血的速度,但是临床上对咯血准确定量比较困难。可以将痰液收集在标有刻度的容器内进行估测。速度不快,量不大,则会有充分的时间对病因、出血部位做出评价,进而进行相应的治疗。如果为快速而大量出血,则在进行必要检查的同时应积极进行治疗,例如维持气道的通畅,输血,进行侵袭性治疗。咯血量速度的界定一般根据 24 小时内咯血量,可以将咯血分为:小量咯血,即指每 24 小时咯血少于 100 mL;中等量咯血,指每24 小时咯血 100~500 mL;大咯血,通常指在 24 小时超过 500 mL 或一次咯血量在 100 mL 以上。当然,这种分类是人为定义的,目前存在着不同的分类方法。

(二)病史

详细地询问病史可以为判断出血的部位和原因提供重要线索,因此一定要认真询问患者的现病史、既往史、个人史(表 1-2 和表 1-3)、年龄、营养状态、合并存在的疾病或某些特异性表现,这些将有助于诊断和鉴别诊断。出现咯血时的年龄对判断原因有一定帮助,一般支气管扩张和二尖瓣狭窄咯血首次发生的年龄多在 40 岁以前,而支气管肺癌发生咯血的年龄多在 40 岁以后。咯血与其他呼吸道症状的关系具有一定的诊断价值。例如,单纯咯血很少是支气管肺癌的首发症状,支气管肺癌通常多有咳嗽性质改变、疲劳等症状。另外,如果肿瘤发生于大的支气管,则可能较早出现咯血,而外周性肿瘤咯血则出现较晚。

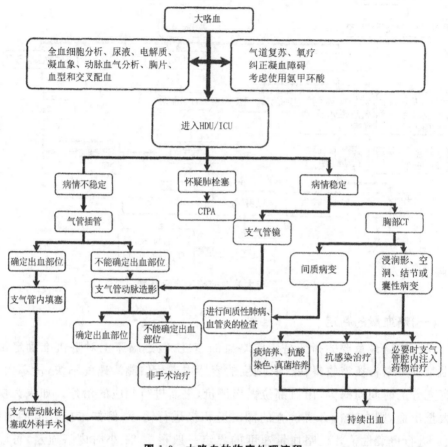

图 1-3 大咯血的临床处理流程

表 1-2 咯血询问病史时的注意事项

年龄

发病特点:发病的急缓,是否反复发作

咯血发生的时间及与其他症状的关系

是否伴随胸痛

心肺疾病史

吸烟史

痰液的性状

上呼吸道及消化道症状

表 1-3　具有鉴别诊断价值的病史信息

脓性痰	感染：支气管扩张、细菌性肺炎、肺脓肿
咯血无脓性痰	结核、肿瘤、病毒感染、自身免疫性疾病等
粉红色泡沫痰	左心衰竭、弥漫性肺泡出血等
伴发热	感染性、血管炎等
伴多部位出血	血液系统疾病、抗凝或溶栓药物，钩端螺旋体病，流行性血热、自身免疫性疾病等
伴胸痛	外伤、肺栓塞、肺炎累及胸膜等

　　如果咯血与月经周期相关，则可能为子宫内膜异位症。存在劳力性呼吸困难、端坐呼吸或夜间阵发性呼吸困难则提示充血性心力衰竭或二尖瓣狭窄。存在发热、咳痰，则可能为上呼吸道感染、急性鼻窦炎、急性支气管炎、肺炎、肺脓肿或支气管扩张继发感染。HIV 感染或存在免疫抑制的状态，则肿瘤、结核或 Kaposi 肉瘤可能性大。存在胸膜性胸痛、小腿压痛，则应注意肺栓塞的可能。长期吸烟，则慢性支气管炎、肺癌、肺炎的可能性增加。某些疾病疫区的生活或旅行史则对肺吸虫病、血吸虫病、阿米巴病、鼠疫等疾病的诊断具有一定价值。详细的流行病学史则可能对鼠疫、SARS、流感病毒性肺炎、高致病性禽流感病毒性肺炎等呼吸道传染病具有强烈的提示。伴有显著体重减轻的患者应注意肺癌、肺结核、支气管扩张肺脓肿及 HIV 感染。

　　应注意其他系统受累的表现。例如，如果存在血尿的病史，则应注意可能存在系统性血管炎。存在多部位出血的表现则可能为凝血功能障碍引起的咯血。痰的性状对诊断也具有一定价值，如果为粉红色泡沫痰，则说明存在肺水肿；铁锈色或脓性痰常提示存在下呼吸道感染或有支气管扩张症的基础。

　　当然，咯血诊断的第一步是确定咯血的存在。临床上，咯血应首先排除假性咯血和呕血。所谓假性咯血是指喉以上病变引起的咯血，应仔细询问病史，了解"血痰"排出的方式及相应伴随的症状。而呕血和咯血在临床上鉴别起来有时还有一定难度，临床实践中应注意鉴别（表 1-4）。

表 1-4　咯血与呕血的区别

鉴别项目	咯血	呕血
	无恶心及呕吐	存在恶心及呕吐
病史	肺病史	胃病或肝病史
	可出现窒息	窒息少见
	多泡沫	泡沫少

续表

鉴别项目	咯血	呕血
痰检查	液状或有血块	咖啡样
	鲜红或粉红	棕色至黑色
	痰液为碱性	痰液为酸性
实验室检查	混合有巨噬细胞和中性粒细胞	混合食物残渣

另外患有黏质沙雷菌引起的肺炎可产生红色色素痰,阿米巴脓肿破入支气管,可以出现鱼酱色痰,两种情况均可误认为咯血,但痰潜血阴性可资鉴别。

(三)体格检查

在全身系统体格检查的基础上,应重点注意以下临床体征,口唇黏膜毛细血管扩张见于 RenduOsler-Weber 病。杵状指与支气管扩张、肺脓肿、肺癌及其他疾病相关。舒张期雷鸣样杂音及开瓣音提示存在二尖瓣狭窄。颈部、锁骨上淋巴结肿大提示支气管肺癌可能。鼻中隔或中线结构的溃疡可见于韦格纳肉芽肿病。局部出现湿啰音、哮鸣音及鼾声可能提示为血块吸入导致,而并不一定是活动出血的部位。呼吸频率、口唇发绀对于客观判断气道或肺内积存血液的情况,评估患者病情具有重要意义。

(四)实验室检查

如果情况允许,对于咯血患者应进行基本的辅助检查(表1-5)。应收集所有痰液,一方面可以估计咯血量,另一方面可以检视痰液的性状,以辅助诊断,还可以进行病原学、细胞学检查。血常规检查除可提供白细胞计数的信息外,还可以观察是否有贫血。贫血的出现一方面可与出血量大有关,另一方面可能反映某些系统性疾病。例如肺血管炎引起的弥漫性肺泡出血,常可出现显著的贫血,而且贫血与肺部阴影及缺氧情况密切关联,这为其重要特征。血小板及凝血象的检查常可揭示患者是否存在血液系统疾病。

表 1-5 咯血需要进行的基本辅助检查

外周血全细胞计数、分类计数、血小板计数

凝血酶原时间、部分凝血活酶时间、国际标准化比值

尿常规

痰普通细菌、抗酸杆菌、真菌涂片及培养

痰细胞学检查

结核菌素纯蛋白衍生物试验(球孢子菌、组织胞质皮肤试验、血清学试验)

血气分析
X 线胸片

(五)胸部影像学检查

胸片为咯血患者的常规检查。通常胸片可以提示咯血的原因,例如发现左房增大、KerleyB 线提示二尖瓣狭窄。空洞中出现可移动的团块,或更为典型的表现新月征,则提示曲霉球的可能。中央团块而远端肺组织含气量减少,甚至肺不张,则常常提示支气管肺癌可能。有一点必须强调,胸片上出现异常的部位有时并非出血部位。如果胸片未见明显异常,则应常规进行胸部 CT 检查。CT 为咯血诊断的非常有用的工具,胸部高分辨 CT 有助于支气管扩张、弥漫性肺病的诊断。

(六)支气管镜检查

支气管镜常常是确定咯血原因必不可少的检查,除此之外还能够帮助定位。轻、中度咯血患者,可行支气管镜检查。如果原因明确,则支气管镜检查并非必需。大咯血患者应进行支气管镜检查以确定出血部位,确定病因则并不是主要的。如需要急症手术,则此检查更为必要。一般下列情况需要进行可弯曲支气管镜检查:①怀疑有局部病变者。②对于胸片正常或非局限性异常为鉴别支气管内病变者,应尽可能早做以提高诊断阳性率。③有肺癌可能或为高危险因素者,例如男性、年龄超过 40 岁、有吸烟史。④咯血超过 1 周或每次咯血超过 30 mL 者,应尽快明确诊断。⑤大咯血准备进行气道内介入治疗或外科手术治疗者,需要准备好抢救措施,在严密监护下进行可弯曲支气管镜检查,以明确出血部位或病因指导下一步手术方案的制订。

是否在活动出血时进行支气管镜检查曾有争议,有学者担心支气管镜检查会加重活动出血。但目前的共识是在活动出血时进行支气管镜检查是安全的,并且诊断价值很高。活动出血时,有更高的概率来判断出血部位,从而进行下一步诊断采样。而没有活动出血时,仅约 50% 患者能够确定出血部位。

对于非大咯血的患者,应使用可弯曲支气管镜检查。由于可以观察到段乃至亚段水平的病变,因此可以显著提高诊断阳性率。而对于大咯血者,则主张使用硬质支气管镜。由于硬质支气管镜有较大的腔道,可以及时吸除血块,一方面可以保持气道通畅,保证患者安全;另一方面,则可使视野更清楚,以利于诊断。

必要时,还可进行机械通气或局部止血治疗,可以将硬质气管镜与可弯曲镜结合使用。

(七)支气管肺血管造影

大咯血经初步保守治疗后咯血无好转者,或出血危及生命的大咯血者应行血管造影。由于大咯血多由支气管动脉引起,因此首选支气管动脉造影。对于肺循环异常,例如肺动静脉瘘、医源性肺动脉破裂或肺动脉栓塞引起的咯血则应进行肺动脉造影。

四、咯血的治疗

(一)一般治疗

对于咯血的患者应卧床休息,保持安静,避免过度紧张,必要时适当镇静。咳嗽对止血存在影响,因此应适当镇咳治疗。如果能够确定为哪侧出血,则应向患侧卧位。对于病因明确的咯血,则应针对病因进行治疗。例如肺血管炎引起的弥漫性肺泡出血,则应进行血浆置换和肾上腺皮质激素冲击治疗。而感染因素引起的咯血则应积极控制感染。

(二)大咯血的紧急处理

如果出血非常严重,出现了明显的呼吸衰竭,此时应紧急进行气管插管。通过气管插管吸出积血以挽救患者生命。建立人工气道后进行可弯曲气管镜检查。如果判断出出血的部位,则可视情况插入双腔气管插管,将出血侧和健侧主支气管隔离,至少保证一侧肺功能。清理呼吸道后如患者呼吸衰竭仍不缓解,则应及时进行机械通气治疗。

(三)药物治疗

静脉滴注垂体后叶素或血管升压素可使动脉收缩,从而达到止血目的。但其可以引起全身血管的收缩,并可引起子宫收缩,因此存在冠心病或高血压者应慎用,妊娠者则禁止使用。国内主要使用垂体后叶素,为脑垂体后叶的水溶性成分,内含催产素与加压素,是大咯血的常用急救药物。大咯血时给予垂体后叶素5～10 U,用5%葡萄糖液20～40 mL。稀释后缓慢静脉注射(10～15分钟),必要时6小时后重复注射。每次最大剂量不能超过20 U。在给予负荷剂量后,可以10～20 U加入5%葡萄糖溶液中以0.1～0.2 U/min静脉滴注维持,也可选择其他血管升压素类药物。注意这类药物使用后,有可能减少出血,从而在进行支气管动脉造影时无法清晰显示出血部位,为后续的诊断、治疗造成困难。

酚妥拉明为 α 肾上腺素能阻滞剂,对于大咯血患者可给予 10～20 mg 加入 5％葡萄糖或 5％葡萄糖氯化钠 500 mL,静脉缓慢滴注。其止血机制推测为通过直接扩张血管,使肺血管阻力降低,肺动静脉脉压降低,从而减轻出血。由于其为血管扩张药,对于存在高血压、冠心病患者更为适用。其他扩张血管药物例如压宁定、硝酸酯类也可能具有一定效果。

普鲁卡因也具有一定扩张血管作用,在其他治疗效果不佳时也可试用。具体用法:0.5％普鲁卡因10 mL(50 mg),用 25％葡萄糖液 40 mL 稀释后缓慢静脉注射,1～2 次/天。或取 150～300 mg 溶于 5％葡萄糖液 500 mL,持续静脉滴注。用药量不能过大,速度不宜过快,否则可引起颜面潮红、谵妄、兴奋、惊厥,对出现惊厥者可用异戊巴比妥或苯巴比妥钠治疗。用药前须行皮试,有本药过敏者禁用。

浸润性肺结核、肺炎所致的咯血经上述治疗效果不佳时,可考虑应用肾上腺糖皮质激素,以抑制炎症反应、稳定细胞膜、降低体内肝素水平。可口服泼尼松 30 mg/d,或静脉注射氢化可的松 100～300 mg/d,见效后减量,使用时间不宜超过 2 周。

其他促进凝血的药物如氨甲环酸、卡巴克洛、酚磺乙胺、5-氨基己酸、巴曲酶、维生素 K、云南白药均可试用。对于肝素抗凝治疗引起的咯血或存在凝血功能障碍或肝功能不全者可用鱼精蛋白50～100 mg 加入 25％葡萄糖注射液 40 mL 缓慢静脉注射,2 次/天,不能超过 3 天。

(四)支气管镜治疗

为控制出血,可在行支气管镜检查时局部给予止血药物。通常使用 1∶20 000 的肾上腺素,还可试用凝血酶溶液。但这些治疗对大咯血的确切疗效尚不肯定,缺乏可靠循证医学的证据。

对于大咯血患者,可通过放入球囊导管至出血的支气管,充气阻塞出血的支气管,以防止血液吸入其他大气道,保证其畅通,维持通气、气体交换,防止发生呼吸衰竭甚至窒息。球囊的直径可视出血支气管的大小而灵活选择。近来有人设计了一种双腔止血球囊,通过气管镜活检腔道放置,可同时注入止血药物。留置后可将气管镜撤出,以方便球囊留置后再进入内镜观察出血情况。球囊阻塞治疗仅是临时性的治疗措施,长时间压迫可能会使支气管黏膜坏死,因此一般留置不超过 24 小时。

在支气管镜下还可通过电烧蚀、冷冻、激光等技术,对出血的病变进行直接处理,从而达到止血的目的。对于出血部位位于支气管远端,支气管镜不能看到出血确切部位者,不宜使用电烧蚀或激光治疗,这可能会造成支气管的穿孔。这种情况下可使用镜体或球囊直接阻塞出血的支气管,达到止血目的。

(五)支气管动脉栓塞治疗

随着技术的逐渐成熟,应用支气管动脉栓塞治疗支气管大出血越来越普遍。通过选择性支气管动脉造影首先确定出血的血管。某些表现常提示为出血的部位,例如造影剂从血管壁溢出或见到管径增粗或动脉瘤样扩张的扭曲血管。通过向出血部位的供应血管局部注入聚乙烯醇泡沫、异丁基-2-氰基丙烯酸盐或可吸收的吸收性明胶海绵等颗粒来进行栓塞止血。这种治疗方法控制大咯血的成功率在 $64\%\sim100\%$,但是 $16\%\sim46\%$ 的患者会复发,但一般不会再出现大咯血。支气管动脉栓塞的失败率可达 13%,主要是由于来自膈动脉、肋间动脉、内乳动脉或锁骨下动脉的吻合支的出血。支气管肺动脉栓塞的并发症主要包括血管穿孔、内膜撕裂、胸痛、发热、全身其他部位栓塞及神经系统并发症,另外栓塞本身也可引起咯血。如果发现脊髓前动脉自支气管动脉发出,则不能进行栓塞治疗,因可能导致脊髓梗死而致截瘫。应用同轴微导管系统可以减少这一并发症的出现。

(六)外科手术治疗

对于局部病变引起的出血可考虑外科手术治疗。手术死亡率为$1\%\sim50\%$。对于呼吸功能储备不足或无法切除的肺癌,则不适合于外科手术治疗。一般仅在支气管动脉栓塞治疗不能进行或可能无效时才考虑外科手术切除,但主动脉瘤破裂、动静脉畸形、棘球蚴病、医源性肺动脉破裂、胸部外伤、支气管肺腺癌、其他治疗无效的足分枝菌病引起的危及生命的大咯血仍然以手术治疗为主。

(七)其他治疗

经各种治疗,咯血仍不能控制者,外科手术禁忌或无法进行者,可考虑进行肺萎陷疗法。若出血部位明确,可采用人工气胸法,若出血部位未明或出血来自下肺者,可用人工气腹疗法。膈肌及胸膜粘连、严重心肺功能不全则不宜采用萎陷疗法。

第二章 呼吸系统疾病常用检查方法

第一节 胸部影像学检查

胸部影像学检查是把 X 线检查、B 型超声诊断、计算机断层扫描、磁共振成像等影像学检查手段应用于胸部疾病诊断和治疗的实践,是医学影像学的重要组成部分,已成为某些呼吸道疾病诊断的"金标准"。

一、胸部透视与 X 线检查

(一)胸部透视

胸部透视是将患者置于 X 线管与荧光屏之间的直接检查,对肺部、胸膜、纵隔及心脏进行全面动态的直接观察,可有助于病灶的初步筛查。但其存在影像不够清晰、微细变化显示较差、细小病灶容易遗漏、显示影像是暂时的、不能留下固定的记录供会诊或比较、患者接受的 X 线照射损害大等缺点,临床应用越来越少,目前国内大多只用于简单查体。

(二)胸部 X 线摄影

X 线透过人体被检查部位并在胶片上感光形成的影像叫 X 线摄影,包括胸部 X 线平片、体层摄影和造影,是医学影像学检查的重要组成部分,能显示人体内部的细微结构,用于诊断疾病,并可记录、保存,便于会诊、复查与对比。

高千伏 X 线摄影延长了 X 线机的寿命,同时降低了患者与工作人员的辐射剂量。高千伏 X 线胸部正位片使肋骨、胸大肌、乳房阴影变淡,增加肺野可见范围,增强了肺内病变的清晰度。其摄影主要方法:①气管、支气管冠状位和矢状位,可显示气管和主支气管的形态;②支气管肺门区后倾斜位体层摄影,显示叶支气管和段支气管形态。高千伏 X 线摄影可观察气管管腔内局限性病变的形态、管腔的狭窄变形程度和异常软组织影,临床上主要用于气管、支气管、肺门部支气管及肺纹理的显影。

(三)数字化 X 线摄影

数字化 X 线摄影分为计算机 X 线摄影(computed radiography,CR)与数字 X 线摄影(digital radiography,DR)。CR 是将 X 线摄影的信息记录在特定的影像版上,采用专用的扫描系统用激光扫描提取信息并输入计算机进行处理而形成的图像。CR 具有影像处理功能和密度分辨率高的特点,肺野内的血管、支气管、纵隔内结构及横膈周围的隐蔽区均可清晰显示,多用于急诊、监护患者的床旁摄影。DR 的空间分辨率和密度分辨率均较 CR 高,成像大大优于传统的 X 线胶片。

(四)正常的胸廓 X 线影像

1.正常的胸廓 X 线影像

正常的胸廓 X 线影像是胸腔内、外各种组织、器官,包括胸壁软组织、骨骼、心肺大血管、胸膜、膈肌等相互重叠的综合投影,见图 2-1 和图 2-2。

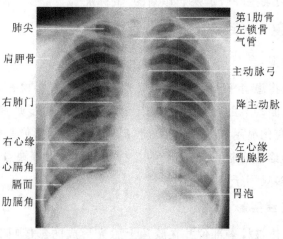

图 2-1　胸部正位 X 线片

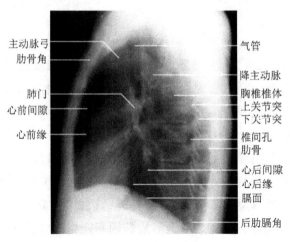

主动脉弓
肋骨角
肺门
心前间隙
心前缘

气管
降主动脉
胸椎椎体
上关节突
下关节突
椎间孔
肋骨
心后间隙
心后缘
膈面
后肋膈角

图 2-2　胸部侧位 X 线片

2.肺野和肺纹理

肺的解剖结构在 X 线上表现为肺野、肺门及肺纹理。肺野是肺在胸片上所显示的透明区域,为便于标明病变位置,通常将一侧肺野纵行分为 3 等份,称为内、中、外带,又分别在第 2、4 肋骨前端下缘划一水平线,将其分为上、中、下 3 野。胸部 X 线片上的肺门阴影主要由肺动脉、伴行支气管及肺静脉阴影构成。肺纹理为自肺门向肺野呈放射状分布的树枝状影,由肺动脉、肺静脉、支气管形成。观察肺纹理应注意其多少、粗细、分布及有无扭曲、变形和移位等。

掌握正常胸部 X 线表现是发现病变的基础,正位片和侧位片结合是定位诊断的必备条件,对胸部病变基本形态的正确认识是定性诊断的必需条件。

(五)胸部 X 线影像分析

不同的疾病有各自的影像特点,同种疾病的不同时期亦可表现不同的影像学特征,有关呼吸系统疾病的 X 线影像特点如下。

1.肺野透明度增大

肺野透明度增大指在正常的影像条件下,X 线上表现为单侧或双侧透明度增大。其基础病理是肺泡过度充气和肺血流量减少。

2.肺叶、肺段影像改变

肺不张、肺实变可引起肺叶、肺段的影像改变。

3.结节状影像

结节多指直径 3 cm 以下的类圆形阴影,对于此类或更小的阴影,X 线平片可显示病灶的大致形态、密度、周边情况,如需更清晰的影像则需借助胸部 CT

检查。

4.肿块影像

肿块指直径在 3 cm 以上,为圆形或类圆形及分叶状实质性肿块影,可单发或多发。肿块的形态、边缘、密度、数目,与肺门及胸膜的关系,以及有无空洞或钙化,对确定肿块的性质非常重要。

5.空洞与空腔影像

空洞为肺内病变组织发生坏死、液化,坏死组织经引流支气管排出,继而空气进入形成的异常含气的影像。空洞壁可由坏死组织、肉芽组织、纤维组织、肿瘤组织及洞壁周围的薄层肺不张形成,病变区的缺血、感染、坏死、周围肺组织的弹性回缩及引流支气管的畅通是空洞形成的因素。空洞常见于肺结核、肺脓肿、支气管肺癌、真菌性肺病等疾病。空洞在 X 线上表现为大小、形态不同,有完整洞壁的透明区。洞壁的形态及厚度是空洞性质的直接反映。

空腔则是肺部原有腔隙的病理性扩大所形成的含气囊腔,如肺大疱、含气的肺囊肿及囊状支气管扩张。空腔的 X 线表现类似于薄壁空洞,但较空洞壁薄,腔内无液面,周围无实变。囊状支气管扩张并发感染时可见液面,周围有炎性病变。

6.网状、线状及条索状影

肺部的网状、线状及条索状影在病理上是肺间质病变的反映,如肺间质内异常积聚的渗出液或漏出液、炎性细胞浸润、纤维结缔组织增生、肉芽组织增生及肿瘤细胞淋巴管浸润等。

大的支气管、血管周围间质性病变在 X 线片上表现为肺纹理增粗、边缘模糊、支气管断面管壁增厚;小的支气管、血管周围间质间隙及小叶间隔、肺泡间隔内的病变表现为条索状、网状及蜂窝状影像。特发性肺纤维化、慢性支气管炎、癌性淋巴炎、结节病、结缔组织病等表现为弥漫性网、线、条状影像;当肺内病变沿肺间质向外扩散时,可表现为肿块与肺门或胸膜之间的局限性细条状影;肺炎、肺脓肿、肺结核愈合后,如局部纤维化,则表现为不规则的索条状影,粗细不一、排列紊乱。

7.钙化阴影

钙化通常发生于退变或坏死的组织内,多见于肺或淋巴结干酪性结核灶的愈合阶段。X 线片上表现为高密度影像,边缘锐利,大小、形状不一,可为斑点状、块状或球状,呈局限或弥散分布。肺错构瘤中心可有"爆米花"样的钙化;肺内愈合的结核灶钙化多位于两肺上野,常伴有肺门淋巴结钙化;肺组织胞浆菌病常在两肺野发生散在的小点状钙化;肺尘埃沉着病时,肺门淋巴结可发生"蛋壳"样钙化;肺囊肿或寄生虫囊肿可以发生弧形钙化或沿囊肿壁分布的连续不断的线样钙化。

8.胸腔积液

X线检查能明确胸腔积液的存在,但不能区分积液的性质。胸腔积液的性质、部位、量的多少使其X线表现不同。

9.气胸与液气胸

空气进入胸腔形成气胸,进入的气体将肺不同程度地压缩。X线上表现为气体自外围将肺向肺门方向压缩,被压缩的肺边缘呈纤细的线状影,压缩的肺与胸壁之间出现透明的含气区,内无肺纹理的存在。大量气胸可将肺完全压缩在肺门区呈均匀的软组织影,纵隔向健侧移位,患侧膈肌下降,肋间隙增宽。

胸腔内液体与气体并存形成液气胸。X线表现为横贯一侧胸腔的液面,上方为空气及被压缩的肺。

二、胸部断层扫描摄影

(一)概述

计算机断层扫描(computed tomography,CT)是利用计算机技术对被测物体断层扫描图像进行重建获得三维断层图像的扫描方式。CT除用于扫描外,还可行三维重建,注射造影剂进行血管造影可得CT血管造影(CT angiography,CTA)。增强扫描是将造影剂静脉注射入人体再行扫描,目的是增强对比度,有利于血管与非血管组织或病变的鉴别诊断,同时还可以了解病灶的血供情况。目前CT已由最初的常规CT扫描发展到高分辨率CT(HRCT)、螺旋CT、超高速CT。

(二)CT胸部影像分析

对于胸部CT影像需全面分析各层面(肺窗、纵隔窗)影像,将各层面影像结合患者病史、病情进行综合分析,作出定性、定位诊断。

1.浸润性肺实变

肺实变是指任何原因导致的肺泡腔内积聚浆液、纤维蛋白和细胞成分等,使肺泡含气量减少、肺质地致密化的一种病变。其常见病理改变为炎性渗出、水肿液、血液、肉芽组织或肿瘤组织,病变可累及腺泡、小叶、肺段或肺叶。肺实变多见于各种急性肺炎、肺出血、肺水肿、浸润性肺结核和肺泡癌。

2.肺不张

肺不张系各种原因引起的肺泡内含气量减少或完全无气,导致肺体积缩小,多由支气管完全阻塞、肺外压迫及肺内瘢痕组织收缩引起。

3.肺气肿与肺过度充气

肺气肿是指终末细支气管远端的气道含气腔隙过度充气,异常扩大的同时伴有不可逆肺泡壁的破坏的病理状态,常见于弥漫性阻塞性肺气肿或慢性阻塞性肺疾病。肺过度充气是指终末细支气管远端的气道含气腔隙过度充气,扩大但不伴有肺泡壁的破坏的病理状态,常见于代偿性肺气肿及局限性阻塞性肺气肿。

肺气肿与肺过度充气影像学的共同点为肺叶透亮度增加,前者呈两肺广泛分布,后者多为一侧或某一肺叶的过度充气。HRCT可显示肺小叶的结构及异常改变。

4.肺肿块与结节

肺内单发的类圆形阴影中,直径<1 cm 的称为肺微小结节,<3 cm 的称为肺结节,>3 cm 的称为肺肿块。大多数肺结节与肺肿块于正侧位胸部 X 线片可显示,但肺微小结节只能在 CT 扫描时发现。结节与肿块的诊断比较困难,鉴别诊断尤为重要。

5.空腔与空洞

肺空洞为肺内病变组织坏死、液化,经支气管引流排出,继而空气进入形成的异常含气的影像;空腔则是肺内腔隙的病理性扩张所致。CT 扫描可以观察空洞与空腔的部位、数目、洞壁厚度、洞内容物,还可以清晰显示空洞壁的状况及洞周、洞内的情况。空洞内并发曲霉感染、脓液浓缩、出血、癌组织增生可形成空洞内的团块影,曲霉形成的团块影称"曲霉球",其位置可随体位的改变而改变,可作鉴别诊断。

6.肺间质病变

肺间质病变是以侵犯肺间质为主的病变,指肺泡壁、肺小叶间隔、肺血管和支气管周围出现水肿、细胞浸润和纤维组织增生,同时可出现呼吸性支气管扩张及边缘的肺泡萎陷,常见于慢性间质性肺炎、弥漫性肺间质纤维化、结节病、结缔组织病、肺尘埃沉着病等。但不同疾病侵犯肺间质的部位不同,肺间质病变在 HRCT 中有多种征象。

7.纵隔肿块

纵隔位于胸腔中部,含有非常重要的组织器官,影像学上常使用侧位胸部 X 线片上的 3 分区法将纵隔分为:①前纵隔区,是心脏大血管前缘至胸骨的狭长三角区,内含胸腺与淋巴组织;②中纵隔区,是气管、心脏大血管及肺门所占区域,内含丰富的淋巴组织;③后纵隔区,是气管后壁至心后缘连线以后的区域,内含食管、降主动脉、神经及少量淋巴组织。

纵隔肿块的 CT 检查可清楚显示纵隔肿块的部位及其与心脏大血管的关系,并可分辨肿块内部结构成分,发现肿块是否坏死、出血及钙化。但对肿块的定性还需联合磁共振成像方法,进行综合影像学诊断。

纵隔肿块与肺内肿块位置需进行鉴别,通常肿块最大径位于纵隔者提示纵隔肿块,反之为肺内肿块。此外还根据肿块与纵隔形成的夹角判断,钝角者为纵隔肿块,锐角者为肺内肿块。但体积巨大的肿块或发生于后纵隔的肿块难以鉴别。纵隔肿块良、恶性较难区别,一般情况下良性肿瘤有完整的包膜,无周围软组织浸润,不伴有周围淋巴结肿大;恶性肿瘤常无完整包膜,与邻近脏器无清晰间隔,同时可向周围脏器或软组织浸润性生长,并伴有肺门淋巴结肿大,胸内甲状腺癌可伴有颈部淋巴结肿大。良性肿瘤发生恶变时常因增长过快而与肺的界面不清,向周围浸润出现胸腔积液或心包、胸膜的结节。纵隔肿块可因其构成成分的不同而有不同的 CT 密度。

8.胸膜病变

胸膜病变主要包括胸腔积液及液气胸、胸膜结节与肿块、气胸。CT 检查对病变的诊断与鉴别诊断有重要意义如下。

(1)胸腔积液:100 mL 的积液表现为胸腔下后部沿胸廓内缘走行的低密度区;中量及大量积液时表现为侧后胸壁局限性梭形液性暗区,密度均匀;液体进入叶间裂表现为叶间裂走行区的梭形软组织密度影。增强扫描可见胸膜强化,炎性病变多呈均匀一致的强化,恶性病变表现为胸膜厚薄不均或多结节。

(2)液气胸:胸腔内出现液气平面,包裹性液气胸多为梭形,与胸壁的夹角为钝角;肺脓肿多为圆形,与胸壁的夹角为锐角,且周围肺内常有渗出性炎症。

(3)气胸:根据气体量的多少,CT 图像上可见肺外围宽窄不同的含气带,其中无肺纹理,内缘可见压缩的肺边缘。有胸膜粘连时,可见肺边缘有粘连带与胸壁相连。大量气胸或张力性气胸时可致纵隔向健侧移位。

(4)胸膜肿块:局限性肿块表现为胸腔周边孤立性实性肿块,多呈扁圆形或丘陵状,与胸壁钝角相交,边缘清楚,多见于胸膜原发或转移性肿瘤。弥漫性肿块多伴有弥漫性胸膜增厚,以脏层为主,表面高低不平,呈结节状或波浪状,范围广者可累及整个一侧胸膜腔。机化性脓胸或石棉沉着病斑块多同时伴有钙化。强化扫描时肿块强化明显。

三、胸部磁共振成像

(一)概述

磁共振成像(magnetic resonance imaging,MRI)是利用磁共振现象产生的信号,经计算机系统处理转换成灰阶图像的技术。MRI扫描中不同组织的信号强度不同,以脂肪组织信号最强,流动的血液无信号。因此,MRI具有良好的组织特性和病变特性的分辨率,并可多方位成像,如横断轴位、冠位、矢位和斜位。MRI扫描通常使用自旋回波(SE)技术,扫描时间参数有回波时间(TE)和脉冲重复间隔时间(TR),使用短TE和短TR可获得T_1加权像,使用长TE和长TR可获得T_2加权像。经典的SE序列平扫,软组织层次丰富、清晰,信号区别明显。

(二)应用

MRI检查对于胸部疾病的诊断价值优于CT检查,尤其是胸、颈、臂交界处的病变可从冠状、矢状和横断轴位3个方面进行观察。纵隔占位病变、肺门肿块、肺尖肿瘤侵犯纵隔、心包、大血管情况及远端淋巴结情况MRI有更多的优点,胸腔积液也可通过T_1、T_2加权像信号长短的改变而进行分辨。

MR血管成像(MR angiography,MRA)是使用静脉注射对比剂,通过图像后处理来直接显示肺动脉瘤栓信号的无损伤性检查方法,可清晰地显示亚段的肺门和肺内动静脉。在肺癌患者中,MRA可显示血管的狭窄、变形、压迫和肿瘤造成的远端灌注缺损。MRA与MRI联用可评价肺及肺血管形态和功能的改变,在胸外科手术方案的选择上具有使用价值。

四、呼吸系统疾病的超声检查

(一)概述

超声医学是利用超声波的物理特性进行诊断和治疗的一门影像学科,涉及的原理有超声波在不同人体组织界面处产生反射、折射、散射、绕射、衰减,以及声源与接收器相对运动产生多普勒频移等物理特性。目前临床应用的超声诊断仪有A型、B型、M型、扇形和多普勒超声型等,其中B型是临床上应用最广泛的一种。B型超声(B超)经过了3个发展阶段,即普通B超、彩色B超、三维B超。

B超可清晰地显示各脏器及周围器官的各种断面像,由于图像富于实体感,接近于解剖的真实结构,所以超声检查可早期明确诊断。B超检查在呼吸系统主要用于探测胸腔有无液性暗区,肺、胸膜、纵隔有无异常超声回声。

（二）经胸壁超声

普通二维 B 超可观测胸壁各层结构，判断有无软组织病变及骨肿瘤，彩色多普勒超声可探查胸壁血管的分布及占位性病变内部的血流情况，从而协助诊断。

（三）经皮介入性超声

对于一侧或双侧有胸腔积液的患者，需行穿刺抽液或引流时，可在超声引导下抽液并行细胞学检查；恶性肿瘤引起的胸腔积液还可超声引导下抽液后直接注入化学药物治疗。

经皮介入性超声可以探查胸腔积液的量、范围、流动性、包裹情况。操作要点为明确穿刺部位，穿刺点选在积液区的下部或液量最深处上方，皮肤与积液区中点距离为进针深度，探头垂直于皮肤确定入针方向；消毒并局部麻醉后，垂直入针有突破感后缓慢前进并回吸，置管引流，超声监测下确定导管前端侧孔位于胸腔积液中，固定导管于胸部皮肤上。超声引导下穿刺可清楚地显示穿刺针尖位置，降低了并发症的发生率；抽吸积液及时送检，为临床提供诊断线索；恶性积液抽吸后行胸腔内注药治疗，安全便捷，效果好；外周型肺部肿瘤行超声引导下穿刺活检，可提高组织学确诊率。

（四）内镜超声

1.支气管内镜超声

将 12.5 MHz 或 20 MHz 的小型高频超声探头置于直径 2.8～3.2 cm 的纤维支气管镜（纤支镜）的操作通道内，连接纤支镜，扫查范围为 20 mm，可用于直径 <2 cm 的病灶或腔外性生长的周围肿瘤及淋巴结的活检，提高组织学诊断率。支气管内镜超声可较好地显示支气管壁深层结构，发现 CT 或 X 线检查不易观察到的支气管小型占位性病变，了解病变是否浸润支气管壁及与周围血管的关系。

2.胸腔镜术中超声

胸腔镜主要应用于肺周围型病变，具有损伤小、术后恢复快等优点。但其手术视野小，术中肺组织萎陷会致病变位置变化，使术前定位较难准确，限制了临床使用。术中将尖端带有弹性的 5.0～7.5 MHz 特殊彩色多普勒超声探头从切口放置于疑有病变的萎陷的肺表面进行扫查，可方便、快速地明确病变的大小、部位、数目、形态、轮廓等，可发现胸腔镜直视下难以发现的深部病变，还可观察病变内部的血流分布及其与周围血管的关系，保证手术的顺利进行。

五、放射性核素显像在呼吸系统的应用

放射性核素显像是以脏器对某一放射性显像剂的摄取功能不同而显示其功能和结构异常的技术，又称功能性显像或单电子发射型断层显像。肺部放射性核素显像分为肺灌注静态显像与肺通气动态显像。

(一)肺灌注静态显像

肺部具有丰富的毛细血管(血管直径>10 μm)，将含有直径>10 μm 的大分子放射性颗粒物质的显像剂^{113m}In、^{99m}Tc 标记的大颗粒聚合蛋白及白蛋白微球灌注入静脉后，蛋白质随血流灌注到肺毛细血管，使肺中小动脉和毛细血管床暂时阻塞，然后利用单电子发射计算机断层成像(SPECT)或 γ 照相机显像装置将肺门形态与血流分布显示出来。

(二)肺通气动态显像

将放射性气体如^{133}Xe 或^{99m}Tc 溶于生理盐水，快速静脉注入后经右肺动脉通过肺组织到达肺毛细血管，约 95% 进入肺泡，经气道呼出，用 γ 照相机连续动脉摄影可获得^{133}Xe 或^{99m}Tc 的肺毛细血管床、肺泡及气道通过的多幅变化影像。^{99m}Tc MDP 全身骨显像检查已是肺癌术前的常规检查，是判断有无骨转移和术后早期发现骨转移灶及疗效检测的重要方法。

(三)正电子发射断层显像

正电子发射断层显像/CT(PET/CT)将功能显像与解剖显像结合在一起，利用正常组织与肿瘤组织代谢上的差异对肿瘤作出判断。显像剂氟 18-脱氧葡萄糖(^{18}F-FDG)的 PET 图像现已被广泛用于肿瘤诊断，对 X 线或 CT 检查无法确定的良、恶性病灶，诊断的敏感性与特异性均较高，已应用于临床无创性 TNM 分期及疗效评价；还可对原发灶的定性、远期转移作出相应的判断，弥补了 CT 的不足，已成为胸部病变诊断的重要方法之一。但^{18}F-FDG 是非特异性肿瘤显影剂，肺部良性病变对其高摄取呈假阳性，对低级别、分化好的肿瘤呈假阴性。因此，对于直径<2 cm 的肺小结节，若^{18}F-FDG 的标准摄取值(SUV)不高或不摄取，则观察肺小结节的 CT 形态比结节代谢更为重要。若 SUV>2.5 为高代谢时，CT 的多平面重建技术矢状、冠状面重组观察比横断面观察重要。

随着影像学技术的飞速发展，各种影像技术可综合应用于胸部疾病的诊治。应全面系统地分析所有影像学检查结果，并对异常影像进行分类、分析与推理，结合有关临床资料，对疾病进行科学诊断。

第二节 基础肺功能检查

一、概述

为保证肺功能检查的准确性和真实性,肺功能检查应具备相应的质控指标和环境条件。医者熟悉呼吸生理及肺功能检查原理、有耐心及合格的仪器设备及正确的操作流程是开展肺功能检查的必要条件。首先,肺功能室的建立对肺功能室场地有较高的要求,肺功能室必须通风良好,场地需安静宽敞,每间肺功能室面积应＞10 m²。室内的温度、湿度应相对恒定,最理想的温度是18～24 ℃,湿度为50％～70％。肺功能室应设在便于抢救患者的场所,应配备齐全的抢救药物、设备及有经验的医务工作者。其次,肺功能检测仪器主要由肺量计、气体分析仪和压力计组成,其组合可测出呼吸生理的大多数指标。标化仪器主要包括容量定标筒、室温计、湿度计、气压计及气体瓶及标准气体。试验用药物和吸入装置:①支气管激发剂,根据肺功能室选择激发试验的方式,常用有醋甲胆碱、组胺、高渗盐水(4.5％NaCl)等,醋甲胆碱不良反应小,较常用。②支气管舒张剂:常用吸入的舒张剂有短效 β₂ 受体激动药,如沙丁胺醇、特布他林;M受体拮抗剂,如异丙托溴铵、复方异丙托溴铵等。③吸入装置:用于吸入支气管激发剂或舒张剂。常用的吸入装置有简易手捏式雾化吸入器、射流雾化器等。最后,必须常规装备有身高计、体重计、阅片箱、室内空气调节装置、听诊器、血压计、血氧饱和度计、氧气及吸氧设备、急救药物(支气管扩张剂、肾上腺素、地塞米松等)、注射器及监护、抢救设备等。

二、肺容量检查

肺容量的组成有8项(图 2-3),其中潮气量、补呼气量和残气量是不能再分割的容量,称为基础容积;另4项为深吸气量、功能残气量、肺活量和肺总量,均由 2项或 2项以上的基础肺容积组成,称为基础肺容量。

潮气量(tidal volume, V_T):平静呼吸时,每次呼出或吸入的气量,成人450～500 mL。

补吸气量(inspiratory reserve volume, IRV):平静吸气后继续吸气所能吸入的最大气量,反映平静状态下吸气容量的代偿能力,受肺、胸的弹性和吸气肌力量的影响。成人:男 2 100 mL,女 1 500 mL。

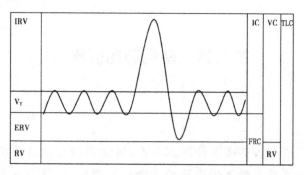

图 2-3 肺容积测定曲线

补呼气量(expiratory reserve volume,ERV):平静呼气后继续呼气所能呼出的最大气量。反映平静状态下呼气容量的代偿能力,受肺、胸的弹性和胸腹肌力量的影响。成人:男性 900 mL,女性 600 mL。

残气量(residual volume,RV):是完全呼气后肺内仍不能呼出的残留气量,是保证部分肺泡处于开放状态以利气体交换的重要因素。成人约 1 200 mL。

深吸气量(inspiratory capacity,IC):平静呼气后所能吸入最大气量,由潮气量与补吸气量组成。

肺活量(vital capacity,VC):最大吸气后所能呼出的最大气量,由深吸气量与补呼气量组成。

功能残气量(function residual capacity,FRC):平静呼气后肺内所含的气量,由补呼气量与残气量组成。

肺总量(total lung capacity,TLC):最大吸气后肺内所含的气量,由肺活量与残气量组成。

(一)肺容量的检测方法

V_T、IRV、ERV、IC、VC 都可由肺量计直接测定。残气量、功能残气量和肺总量须间接测定,以稀释平衡法、氮清洗法和体容积描记法最为常用。稀释平衡法以氦或氮为平衡气体,因为上述气体不参与气体交换。嘱受试者在平静呼气末开始重复呼吸肺量计内气体,使肺量计中气体与受试者功能残气充分混匀,然后测定肺量计平衡后氦或氮气浓度可计算功能残气量。将功能残气量减去补呼气量即为残气量,将残气量加上肺活量即为肺总量。体容积描绘法是根据波义耳定律,即密闭容器内压力与容器容积成反比的原理。如将受检者置于密闭舱内,胸廓容积的变化引起舱内压力的变化,而舱内压的变化可以反映胸腔内气体容积的变化,在堵塞口鼻通气条件下,要求受检查者做呼吸动作,以函数记录肺泡和舱内压的变化,即可间接计算功能残气位置时的胸腔气量。

(二)肺容量的检测临床意义

阻塞性肺病患者残气量增高,为了排除身高和体重等因素的影响,一般用残气量/肺总量来表达。体容积描记仪测定的是胸腔气容量,而稀释法测得的是与呼吸道相通、能与吸入气充分混合的肺泡及呼吸道的气体量。稀释法测定还受吸气分布的均匀性和肺泡通气量的影响。因此,在慢性阻塞性肺疾病的患者,稀释法测得的肺容量低于体容积描记法测得值。肺容量随年龄、性别、身高和体重的不同而变化。因此,一般用占预计值的百分比来表达肺容量是否正常。而反映肺部异常最有意义的指标是 VC、FRC、RV 与 TLC。深吸气量和肺活量显示通气的贮备,是决定最大通气量的主要因素之一;功能残气位吸气肌和呼气肌都处于松弛状态,此刻向外的胸廓的弹性力与向内的肺泡弹性回缩力及表面张力平衡,称为平衡容积,比较稳定,不易变化。肺活量受吸气肌力量、胸廓和肺的弹性回缩力、呼气肌力量和呼气相气道陷闭情况等影响。限制性肺病如弥漫性肺间质纤维化由于肺弹性回缩力增加,因此肺活量减少;而阻塞性肺病其呼气相气道发生陷闭,气体滞留,肺活量也可减低。但不同的是后者气体滞留引起残气量增加,故肺总量通常增高。

三、肺通气功能检查

肺通气功能是显示时间与肺容积的关系,与呼吸幅度、用量大小相关,能较好反映肺通气能力的动态指标。凡能影响呼吸频率、幅度的生理、病理因素均可影响它。肺通气功能包括每分钟通气量、肺泡通气量、最大分钟通气量和用力肺活量等,临床以后者常见。

(一)时间-容积曲线(time-volume curve,T-V 曲线)

T-V 曲线反映了用力呼气过程中呼气时间段内发生相应改变的肺容积的呼气时间与容积关系(图 2-4)。在 T-V 曲线上常用的指标包括用力肺活量、第1秒用力呼气容积、最大呼气中期流量等,介绍如下。

1.用力肺活量(FVC)

指最大吸气至肺总量位后以最大的努力、最快的速度做呼气至残气量位的全部肺容积。

2.第 1 秒用力呼气容积(FEV$_1$)

指最大吸气至肺总量位后 1 秒之内的快速呼出气量。

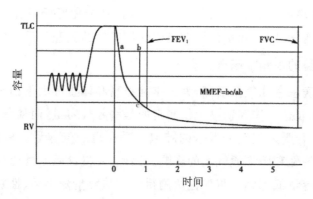

图 2-4 时间-容量曲线

3.FEV_1/FVC

其常用百分比（％）表示。

4.最大呼气中期流量（MMEF）

MMEF 又称用力呼气中期流量（FEF 25％～75％），指用力呼出气量为 25％～75％肺活量的平均流量。

（二）用力肺活量检查禁忌证

1.绝对禁忌证

近 3 个月患心肌梗死、休克者；近 4 周严重心功能不稳定、心绞痛者；近 4 周大咯血者；癫痫发作需要用药治疗者；未控制的高血压者；主动脉瘤者；严重甲亢者。

2.相对禁忌证

心率＞120 次/分者；气胸、巨大肺大疱且不准备手术治疗者；孕妇；鼓膜穿孔者；近期（＜4 周）有呼吸道感染者；免疫力低下者。

（四）临床意义

通过该项检查能判断肺通气功能是否异常及异常的种类和程度。通气功能障碍的类型按损害性质分为阻塞性、限制性及混合性通气功能障碍（图 2-5、表 2-1）。通气功能障碍的严重程度划分暂无统一标准。肺功能损害的程度可能和疾病的发作频率、严重程度、病死率及患者生活质量等因素有关，但不能单纯依靠肺功能来判断疾病的严重程度。现阐述阻塞性、限制性及混合性通气功能障碍的临床意义如下。

1.阻塞性通气功能障碍

由于气道阻塞引起的通气障碍，主要表现为 FEV_1 及 FEV_1/FVC 的明显下降，当 FVC 可在正常范围或只是轻度下降，流量-容积曲线表现为呼气相降支向横坐标凹陷，凹陷愈明显则气流受限愈重。阻塞性通气功能障碍有几种特殊类型：①小气道病变；②上气道阻塞（upper airway obstruction，UAO）：上气道是指气管隆嵴以上至声门的气道，气管异物、肿瘤、肉芽肿、淀粉样变、气管内膜结核、喉头水肿、声门狭窄等均可导致 UAO。依上气道梗阻部位在胸廓入口以内或胸廓入口以外分为胸外型 UAO 或胸内型 UAO。依梗阻时吸气或呼气流量的改变分为固定型或可变型。单侧主支气管不完全阻塞时流量-容积曲线成双碟形改变，这是由于健侧肺优先通气。当单侧主支气管完全阻塞时健侧肺通气，而患侧肺无通气功能，故肺通气功能检查可表现为限制性通气功能障碍，此时应与引起限制性障碍的其他疾病鉴别。

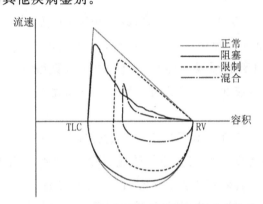

图 2-5　不同通气功能障碍的流速-容积曲线

表 2-1　各类型通气功能障碍的判断及鉴别

		阻塞性	限制性	混合性
肺容量	VC	N 或↓	↓	↓
	FRC	↑	↓	不一
	TLC	N 或↑	↓	不一
	RV/TLC	↑	N 或↑	不一
	FVC	N 或↓	↓	↓
通气	FEV₁	↓	↓	↓
	FEV₁/FVC	↓	N 或↑	↓
	MMEF	↓	↓	↓
	MVV	↓	↓	↓

2.限制性肺通气障碍

限制性肺通气障碍是由胸肺扩张受限引起的通气功能障碍，显示为 FVC 明显下降,常见于胸廓、胸膜、肺间质疾病。

3.混合性通气功能障碍

兼有上述两者表现。

四、肺换气功能检测

气体分子通过肺泡毛细血管膜依高分压向低分压运动的物理现象,称为弥散。弥散功能通过弥散量来表示,即肺泡毛细血管膜两侧气体分压差为 1 cm 水柱时每分钟通过的气体量。

(一)弥散功能测定

1.测定方法

测定 O_2 弥散量在方法上有一定困难,故常测定 CO_2 弥散量,再换算成 O_2 弥散量。有一口气法、重复呼吸法和稳态法三种,一般采用一口气法。即吸入已知浓度的 $He\text{-}CO_2$ 混合气到肺总量并屏气 10 秒,再呼气到残气位。收集呼出气并测定呼气中 He 和 CO_2 浓度。由公式可计算出 CO_2 弥散量。

2.临床意义

弥散量与肺泡膜弥散面积和距离有关。故肺气肿、肺纤维化、硅沉着病及肺水肿等患者弥散功能受损。弥散量还与肺血容量、红细胞比容和血红蛋白浓度有关;肺淤血和红细胞增多症时弥散量增加,而贫血患者弥散量降低。通气/血流比例失调,减少有效弥散面积,因此弥散量也降低。可见弥散量受到多种因素影响,特异性较差。不同气体弥散量不同。弥散量与气体分子量平方根成反比,与溶解度成正比。CO_2 的分子量>O_2,但溶解度明显高于 O_2,故 CO_2 弥散能力是 O_2 的 20 倍。因此,临床上弥散功能障碍只引起低氧血症,不引起 CO_2 潴留。弥散量还与弥散膜两侧气体分压差有关,增加吸入氧气浓度可提高肺泡氧气浓度使弥散膜两侧气体分压差增加,因此弥散障碍引起的低氧血症可通过吸氧纠正。

(二)吸入气分布测定

吸入气分布测定常用方法有一口气法、氮清洗法和放射性气溶胶通气显像。一口气法系吸纯氧到肺总量,然后缓慢呼气到残气位,同时测定呼出气容量和氮浓度。呼气相氮浓度上升的坡度反映吸气分布情况。氮清洗法通过单向活瓣吸氧清洗肺泡中氮气,7 分钟时用力呼气,测定呼气末残余氮浓度。如吸入气分布均匀,纯氧清洗肺泡中氮气比较彻底,呼出气中 N_2 浓度便很低。也可吸入放射性锝标记的气溶胶,气溶胶沉积到肺泡和气道,记录肺野各部分放射性即可显示吸入气分布情况。正常人吸入气分布也不完全均匀。在病理情况下,由于气道阻力不同,或肺组织顺应性不同更可造成吸入气分布不均匀。

(三)肺血流分布测定

肺血流分布测定一般采用核素测定,如经静脉注入用锝标记的巨聚颗粒人白蛋白,白蛋白可栓塞在肺毛细血管中,用 r 照相机测定不同区域核素的放射活性即可显示肺血流的分布。正常人肺血流分布受到体位和重力影响,直立或坐位时肺尖部血流量较肺底部为小。肺毛细血管栓塞或血栓形成,或肺气肿引起肺毛细血管床破坏等都可使肺血流分布不均。肺血流灌注缺损但不伴有通气显像缺损时,应考虑肺栓塞的可能。

(四)通气和血流比例(V/Q)

将 6 种不同溶解系数的气体与生理盐水平衡后静脉滴注入体内,测定动脉血和呼出气中上述 6 种气体的含量,然后通过数学公式计算通气/血流比例。但因仪器要求高,操作复杂,临床上难以推广。一般通过测定无效腔和分流量可间接反映通气/血流比例。

静动脉分流量测定系让受检者通过单向活瓣吸入纯氧 20 分钟,然后测动脉血气,根据以下公式计算。

静动脉分流量=[0.003 1(肺泡−动脉血氧分压差)]÷[动脉−混合静脉血氧含量差)+0.003 1(肺泡−动脉血氧分压差)]

公式中肺泡气分压由大气压减去水蒸气压,再减去肺泡气 CO_2 分压;动脉血氧分压可直接测定;动脉−混合静脉血氧含量差一般以 5 代入。

有效的气体交换并不完全取决于通气或血流单项分布,关键在于通气和血流在数量上的协调。正常人肺泡通气量为 4 L/min,肺血流量为 5 L/min,通气/血流比例为 0.8。通气或血流单项异常,机体通过代偿进行调节,可保持通气/血流比例正常。如由于气道阻塞或肺顺应性减低引起局部通气不足,则小血管相应收缩,使毛细血管血流量降低。如由于肺毛细血管炎症或栓塞等原因使血流灌注不足,则局部小气道相应缩小使通气量减少,从而维持通气/血流比例相对稳定。

通气/血流比例失调一般只引起低氧血症,不伴有 CO_2 潴留。因为通气不足肺泡引起低氧血症和 CO_2 潴留,而通气过度肺泡可排除更多的 CO_2 来加以代偿。通气过度肺泡的氧分压尽管可以提高,但肺毛细血管氧含量却因血红蛋白带氧能力的限制增加不多,低氧血症仍未纠正。此外静动脉血的氧分压相差6.7～7.8 kPa,CO_2 分压差仅仅 0.8 kPa,因此,通气/血流比例失调引起静脉血分流主要影响动脉血氧分压,对 CO_2 分压影响较少。

肺梗死和肺不张都是通气/血流比例失调的极端情况。肺梗死时局部肺血流阻塞,通气/血流比例为无穷大,故无效腔量增加;肺不张时局部气道阻塞,通气/血流比例为零,故静脉血分流量增加。

五、支气管激发试验检查及临床应用

支气管激发试验是通过吸入某些刺激物诱发气管收缩反应的方法,主要适用于协助临床诊断气道反应性增高,尤其适用于对支气管哮喘的诊断,评估哮喘治疗效果。依据刺激因素的来源分为药物激发试验(如醋甲胆碱、组胺)、生物激发试验(如尘螨)、物理激发试验(如运动、冷空气)。按照刺激的方法可分为吸入型激发试验和非吸入型激发试验。按照激发试验的机制是否直接引起气道平滑肌的收缩,可分为直接激发试验和间接激发试验。本节仅对吸入型激发试验做简单介绍。

(一)支气管激发试验禁忌证

1.绝对禁忌证

对吸入诱发剂有明确变态反应;基础肺通气功能损害严重($FEV_1 < 50\%$预计值或<1.0 L);不能解释的荨麻疹;其他不适做用力肺活量检查的禁忌证。

2.相对禁忌证

基础肺功能呈中度阻塞($FEV_1 < 70\%$预计值),但如严格观察并做好充分准备,则$FEV_1 > 600\%$预计值者仍可考虑;近期呼吸道感染;哮喘急性加重期;妊娠或哺乳妇女;正在接受胆碱酯酶抑制剂治疗不宜接受醋甲胆碱激发试验;正在使用抗组胺药物治疗不宜行组胺激发试验。

(二)激发试验程序及结果判断

检查基础肺功能,以 FEV_1 为最常见评估标准。从低激发浓度(剂量),依次依递增剂量吸入刺激物,吸入后 30~90 秒检查肺功能,直至肺功能指标达到阳性标准或出现明显的不适或临床症状,为支气管激发试验阳性;或吸入最高浓度的激发剂仍呈阴性表现时,停止激发剂吸入,为支气管激发试验阴性。激发试验阳性者吸入支气管舒张剂以缓解受检者症状。

六、支气管扩张试验检查及临床应用

(一)支气管舒张剂的选择

药物可通过雾化吸入、口服、静脉给入等不同途径给药。其中雾化吸入 β_2 受

体兴奋剂因作用迅速、疗效确切、使用剂量小而不良反应较小等优点被广泛应用。常见的支气管平滑肌舒张剂有 β_2 受体兴奋剂、M 受体阻断药等。

(二)评价指标

改善率＝(吸药后值－吸药前值)÷1/2(吸药前值＋吸药后值)×100%。一般做支气管扩张试验,先测基础 FEV_1 或呼气流量峰值(PEF),然后吸入支气管扩张剂,10～15分钟后重复测定 FEV_1 或 PEF,评估其改善情况。

1.扩张试验阳性

改善率≥12%,并绝对值增加＞200 mL 为支气管扩张试验阳性。支气管哮喘患者气道阻塞的可逆性比较明显,因此改善率往往≥12%,慢性阻塞性肺疾病患者气道阻塞的可逆性较差,支气管扩张试验阳性率较低。

2.扩张试验阴性

若使用以上舒张药物后而支气管扩张试验阴性。需排除以下几种情况:①轻度气管缩窄者因其肺功能接近正常;②气管内大量分泌物阻塞气管;③药物吸入方法不当;④使用药物剂量不足;⑤狭窄气管无可舒张性;⑥检查前使用药物所致药物感染。

第三节　纤维支气管镜检查

一、适应证与禁忌证

(一)适应证

20世纪60年代中期纤维支气管镜(纤支镜)问世以来由于其管径小(6 mm以下)、可曲度大、清晰度高、操作方便,其适应证越来越广泛。主要有:①原因不明的咯血或咳痰带血,需要明确出血部位和咯血原因,在大咯血时一般不宜进行检查,痰中带血时易获阳性结果;②肺部任何肿块阴影,因 X 线和肺 CT 影像技术难以对良、恶性病变作出鉴别时,需要活检病理组织学检查时;③原因不明的持续刺激性咳嗽、局部喘鸣,怀疑气管、支气管病变而需进一步明确病因者;④反复出现同一部位阻塞性肺炎或肺不张,抗生素治疗无效,临床怀疑肺癌者;⑤痰中找到癌细胞而胸部 X 线、CT 及磁共振检查无异常发现,所谓的隐性肺癌、喉返神经麻痹、膈肌麻痹、上腔静脉综合征等原因待查者;⑥原因不明的胸腔积液或通过实验室检查对良、恶性胸腔积液难以确定,怀疑肺内肿瘤胸膜转移者;⑦肺或支气管感染性疾病的病因学诊断,如通过气管吸引,保护性标本刷或支气管肺泡灌洗(BAL)获取标本进行培养,或用于肺化脓症、支气管扩张、伴有大量分泌物机械辅助通气不能充分引流者;⑧弥漫性间质性肺疾病通过纤支镜进行支气管肺泡灌洗和经支气管镜肺活检(TBLB)检查以明确诊断及鉴别诊断;⑨做选择性支气管碘油造影能有针对性地很好地显示支气管畸形、扩张程度和范围;⑩做引导性经鼻气管插管,其准确性强,成功率高。

(二)禁忌证

由于纤支镜应用的普及,技术的熟练及配合机械通气(高频射流通气)的应用使纤支镜检查禁忌证范围已日趋缩小。主要的禁忌证有:①一般状态极度衰弱者,如严重贫血及肝、肾功能不全,不能承受检查者;②严重高血压、心脏病、心功能不全、心绞痛者,纤支镜检查可能促使心脏病的发作甚至心搏骤停;③近期有支气管哮喘发作者,宜待哮喘完全缓解后进行;④活动性大咯血者,纤支镜检查时麻醉不充分易引起咳嗽导致咯血加剧,咯血停止1周后再行纤支镜检查;⑤近期急性支气管肺部感染、高热者,纤支镜检查可使炎症扩散,宜在炎症控制后再进行纤支镜检查;⑥肺功能有严重损害、呼吸困难、低氧血症患者纤支镜可进一步加重气急和缺氧,可能出现意外;⑦主动脉瘤者纤支镜检查有破裂危险;⑧对麻醉药过敏不能用其他药物所代替者;⑨精神高度紧张,不能配合者;⑩有明显出血倾向者、肺动脉高压、上腔静脉阻塞或尿毒症是活检的禁忌证。

二、纤支镜检查操作方法

(一)术前准备与麻醉

1.术前准备

操作者术前必须详细了解患者病史,体格检查、实验室检查等各项辅助检查情况,认真阅读患者近期胸部X线片、肺CT以便明确病变的部位和性质。仔细检查纤支镜各部件是否完好可用,各种附件是否齐备,以防检查途中出现故障。严格掌握各种适应证,疑有心肺功能差者须做动脉血气和心电图检查,对有出血倾向或需要做肺活检者,应有血小板计数和凝血时间检查结果。术前禁食、水4~6小时。为减少气道分泌物,消除患者紧张情绪,术前半小时皮下注射阿托品0.5 mg、苯巴比妥钠0.1 g或地西泮5~10 mg,必要时可肌内注射哌替啶50 mg。有频繁咳嗽者术前可给予可待因口服。

2.麻醉

麻醉的效果直接影响纤支镜检查成功与否,麻醉好,患者痛苦较少。常用麻醉药物有0.5%丁卡因和2%利多卡因,前者因毒性较大,个别有变态反应,故目前少用;后者穿透性强,作用迅速,维持时间长(20～40分钟)。麻醉方法:①鼻咽部常用2%利多卡因喷雾麻醉或超声雾化吸入。②气管内麻醉采用纤支镜直接滴入或环甲膜穿刺,注入2%利多卡因5 mL。气管内麻醉效果准确可靠,但穿刺的针眼难免有少量血液流入气管、支气管内,易与病理性出血混淆。有学者通过纤支镜活检孔插入一硅胶管直达声门处,待声门呈现开放状态时,将2%利多卡因3～5 mL注入气管,获得良好效果。2%利多卡因麻醉药总量不超过400 mg。

(二)操作步骤

1.患者体位

目前国内多采用仰卧位,患者舒适,全身肌肉放松,适宜年老体弱、精神紧张患者检查。如患者有呼吸困难或颈、胸部、脊柱畸形等情况不能平卧可采取坐位,但注意镜检所见标志与仰卧位相反。

2.插入途径

纤支镜一般采用经鼻或经口腔插入,也可经气管套管或气管切开处插入。插入途径根据患者病情及检查目的要求选择。经鼻腔插入其操作方便,患者痛苦小,能自行咳出痰液,检查中还可以全面了解鼻咽部病变,是最常使用的方法。由于各种原因(如鼻甲肥大、鼻息肉)不能从鼻腔插入者可选用经口插入,其缺点是容易引起恶心反射及舌翻动,使纤支镜不易固定而导致插入困难,呼吸道分泌物不便自行咳出,需放置咬口器,以免咬损插入部。经气管套管及气管切开造口处插入仅用于已行气管切开和气管插管的危重患者。

3.检查顺序

术者左手握纤支镜的操纵部,右手将镜前端送入鼻腔,此时边插入镜体边调节角度调节钮使镜端沿咽后壁进入喉部。窥见会厌与声门,观察声带活动情况,在充分气管麻醉后,通过声门将纤支镜送入气管。在徐徐送镜时注意观察气管黏膜及软骨环情况,直至隆突,观察其是否锐利、增宽及活动情况。确认两侧主支气管管口,一般先检查健侧后患侧,病灶不明确时先右侧后左侧,自上而下依次检查各叶、段支气管。注意黏膜外观,通畅情况,有无狭窄及堵塞,有无肿物及分泌物等。健侧支气管检查完毕后将纤支镜退回到气管分叉(隆突)处,再依次检查患侧各支,如发现病变则根据情况决定做刷检或钳检。在纤支镜检查时,应始终保持视野位于支气管管腔中央,避免碰撞管壁,以免刺激管壁引起支气管痉挛,或造成黏膜损伤。

4.标本采集

在纤支镜检查过程中,管腔病变肉眼观察虽有一定特征,但为了进一步明确诊断,还有赖于取得组织学、细胞学或细菌学的证据。可按肉眼所观察到的病变情况,利用不同的器械采取标本。常用的方法:①钳检:钳检是获得确切病理诊断的重要手段,取材是否得当是镜检成败的关键。对镜下所见的黏膜病变或肿物的钳检阳性率可达 90%。对有苔的病变,应先将苔吸出或钳出,暴露病变后,活检钳深入肿物中间或基部钳取为好。在肿物不同部位钳取 3～4 块。若活检前病灶有渗血或钳检后出血过多,可局部滴入 1:10 000 肾上腺素止血。②刷检:细胞刷刷检常在钳检后进行,分标准刷和保护性套管刷 2 种。前者一般在直视下,将细胞刷缓慢插入病变部位,刷擦数次后将其退至纤支镜末端内与纤支镜一起拔出,立即涂片 2～3 张送检。此法操作简单,对镜下可见肿物刷检阳性率一般低于钳检,但对于管壁浸润型,钳检不能定位,而刷擦时刷子与肿物接触面积大获得的细胞阳性率高。为避免或减少上呼吸道细菌污染,采用保护性套管细胞刷,有单套管、双套管,加塞或不加塞毛刷等方法。主要用于下呼吸道细菌学检查。③针吸活检:用特制穿刺吸针,在 CT 引导下经纤支镜对纵隔肿大淋巴结穿刺活检或经支气管针吸肺活检,对周边行肿物穿刺获取细胞学标本。本法对于纵隔肺门区淋巴结性质、肺癌诊断及分期有重要临床意义。④经支气管肺活检:对弥漫性(间质)肺病变或周边型肿块取活组织,用活检钳穿过支气管达到肺组织或肿块部位,钳取活组织标本做病理学检查,周边型肿块常常需要在 X 线引导下进行。⑤支气管肺泡灌洗。

5.术后

一般在 2 小时之后才能进食、水,以免因咽喉仍处于麻醉状态而导致误吸。

(三)并发症及其预防

虽然纤支镜检查被认为是一种安全的检查方法,但随着检查范围不断扩大,其并发症亦在增多。其发生率为 0.3%,严重并发症为 0.1%,病死率为 0.01%。常见的并发症及预防处理措施如下。

1.麻醉药过敏

麻醉药中丁卡因过敏机会相对较多。故喷药前应注意询问患者有无过敏史或先喷少许药液,观察有无变态反应。麻醉时不要超过常规用量,一旦出现变态、中毒反应,应立即抢救。

2.喉、气管或支气管痉挛

喉、气管或支气管痉挛大多数发生在纤支镜先端通过声门时。预防方法除做好局部表面麻醉外,必要时环甲膜穿刺麻醉,操作轻巧熟练,可减少刺激。

3.出血

纤支镜检查后可能偶有短暂鼻出血,少数痰中带血或咯血,一般无需特殊处理。当出现致命性大咯血时,立即将纤支镜拔出,患者取侧卧位,并应及时采取止血措施,必要时行气管插管吸引。

4.发热

少数情况下,由于消毒不严格,患者术后发热,肺部浸润或发生肺炎,可适当口服或静脉给予抗生素治疗。

5.气胸

个别病例由于活检位置过深,损伤胸膜发生气胸。预防方法:活检时不要靠近胸膜部位,钳夹时如患者感到相应部位疼痛,表示触及胸膜,应立即松钳,后退少许再试夹。一旦并发气胸,按自发性气胸处理。

6.低氧血症

纤支镜检查时动脉血氧分压(PaO_2)降低 2.0~2.7 kPa(15~20 mmHg),原有肺功能不全者可出现明显发绀。故应严格掌握适应证,PaO_2 低于 8.3 kPa(62 mmHg)时应慎重,术中应给予吸氧。

7.心跳呼吸骤停

在纤支镜检查过程中出现意识丧失,心跳停止,其原因可能有患者原有心脏病、情绪不稳定,麻醉不充分,操作手法不当。特别是纤支镜通过隆突时,易出现室颤,因此,应详细询问病史,术前做心电图检查,术中心脏监护观察,如遇有意外情况发生则立即施以心肺复苏措施可避免致死结果发生。

三、经支气管镜肺活检和经支气管镜针吸活检术

(一)经支气管镜肺活检术

自 1974 年 Darid 报道经支气管镜肺活检(transbronchial lung biopsy, TBLB)以来,由于其损伤小,并发症低,诊断阳性率高,已被国内外学者采用并广泛应用于肺部疾病的诊断。

1.适应证及并发症

TBLB 主要适应于经过各种非创伤性检查,以及肺外检查亦不能明确诊断的周边型肿块、肺内结节、浸润样阴影、肺部弥漫性病变,包括各种间质性肺疾

病、细支气管肺泡癌及转移癌,以及免疫受损患者肺部机会致病菌感染的诊断,如肺孢子菌肺炎(PCP)、巨细胞病毒和真菌感染等。出、凝血机制异常,病变不能除外血管畸形所致者,有肺动脉高压或肺大疱患者为相对禁忌证。除纤支镜检查并发症外,TBLB 主要并发症有出血及气胸发生,但多不严重,经适当的处理很少危及生命。

2.操作方法

在完成纤支镜常规检查基础上,TBLB 可在 X 线引导下和无 X 线引导下进行,前者准确性强,气胸并发症少,但需 X 线设备和人员配合,操作不便。①X 线引导下对周边型肺病变活检:纤支镜可直接插入病变区的段支气管,在 X 线引导下,活检钳、刮匙或毛刷分别循所选择的亚段支气管插入。转动体位,多轴透视,认真核对活检器械位置,对准病灶无误后,张开活检钳,推进少许,在呼气末关闭活检钳,缓慢退出。如无明显出血倾向时,同样方法取活组织 4~6 块。②无 X 线引导下对周边型肺病变活检:要求操作者术前对 X 线胸部正侧位像、肺 CT 病灶作出准确定位,并需估计出肺段支气管分叉部至病灶中心的距离,作为活检钳进入的深度。在常规插镜至病灶所在段或亚段支气管口时,伸出活检钳,按事先估计的距离,掌握活检钳离开活检孔前端的长度。缓慢向前推进,如遇到阻力,且进钳的深度已够,估计钳顶端已达到病灶边缘。如进钳深度不够而遇到阻力时,很可能触及到亚段或亚亚段的分支间隔上,可稍后退活检钳轻轻旋转并稍加压力穿破间隔再继续推进,遇到阻力时可能接触到病灶。此时稍后退,并在吸气中张开活检钳,在向前推进遇到阻力钳取肺组织,一般重复取 3~4 块。③对弥漫性肺病变,一般无需在 X 线引导下进行肺活检。选择以病变较多的一侧下叶作为活检部位,如两侧病变大致相同,则取右肺下叶基底段。当纤支镜达到下叶支气管管口时,经活检孔插入活检钳,通过纤支镜前端至事先选择段支气管,缓慢向前推进,当操作者有活检钳穿破细支气管壁的感觉时,估计钳端已达到肺组织。此时嘱患者深呼吸,在深吸气末将活检钳张开并向前推进 1 cm 左右,于呼气末将活检钳关闭并缓慢撤出。操作者可感到对肺组织的牵拉感。当活检钳向前推进过程中患者感到胸痛时,可能活检钳触及胸膜,此时可后退 1~2 cm,再重复上述步骤。一般在不同的段或亚段支气管取肺组织 3~5 块,将钳取的标本置于 10%甲醛液的小瓶中,如为肺组织则呈黑褐色绒毛状,并漂浮于固定液中。

(二)经支气管镜针吸活检术

经支气管镜针吸活检(transbronchial needle aspiration,TBNA),包括对肺

周围结节病灶和胸内、纵隔内肿大淋巴结活检,广义上亦属于 TBLB 范畴。TBNA 作为一种创伤小、应用方便的技术手段,对肺癌的诊断和分期起着重要作用,在很大程度上取代了创伤大、费用高而检查范围相对窄的纵隔镜和开胸探查,使纤支镜检查范围由单纯评价气道内疾病扩展到纵隔腔和肺实质内。

1.适应证及并发症

TBNA 主要应用于位于支气管树以外的肺内结节影或黏膜下病变,这些病变用常规的活检钳、毛刷不能为诊断提供满意的标本。TBNA 也用于获取纵隔或肺门肿大的淋巴结组织活检。其对于支气管肺癌的诊断、分期及其他转移癌的诊断有重要临床意义。TBNA 是一种操作简便、安全的活检技术,目前仅有较小的并发症,如穿刺部位出血,偶发气胸、纵隔气肿。潜在可能出现的并发症如大出血、纵隔感染等。

2.操作方法

(1)对肺周围病灶的 TBNA 检查:一般需在 X 线引导下进行,操作方法基本与 TBLB 相仿,穿刺针循所选择的支气管段、亚段、亚亚段推进,通过透视,使穿刺针逐渐接近病灶。经过正侧面透视下观察,确认穿刺针位于病灶边缘时将穿刺针推出进入病灶。将 1 个 30～50 mL 空的注射器与穿刺针尾相连,抽吸 30 mL位置时持续 20 秒钟,同时不断从不同方向适当前后抽动穿刺针。在拔出穿刺针前,将注射器与穿刺针分离,以除去负压,避免吸入气道内的分泌物。将穿刺针内抽吸物置于固定液中或直接喷涂于载玻片上,进行组织学或细胞学检查。

(2)对纵隔肿大的淋巴结 TBNA 检查:术前必须经 CT 扫描以明确纵隔肿大,初步确定穿刺针位置及进针的角度和深度。在穿刺针插入纤支镜活检之前,必须将针尖退入保护套内。当纤支镜到达穿刺部位附近时,将穿刺针循活检孔进入,当看到穿刺针前端金属环时,将穿刺针推出 5 mm 左右,然后将镜体连同穿刺针送至目标位,镜体前端尽可能弯曲朝向穿刺点,让助手在患者鼻部固定纤支镜,操作者在纤支镜活检孔上方 1～2 cm 处,捏住穿刺针导管,用较大力度快速将穿刺针前送,反复做此动作,直至穿刺针透过软骨环间壁,如遇到阻力,不能进针,则可能碰到软骨环,宜另选择一穿刺点进针。上述为进针的"突刺"技术,在用突刺技术有困难时,操作者将穿刺针前推并固定,嘱患者做咳嗽动作,使穿刺针较易透过支气管管壁。为使穿刺针达到预定目标,在抽吸前,应行 CT 扫描,以明确穿刺针的准确位置,如果穿刺针在目标内,则可进行抽吸,如果穿刺针不在目标内,则可根据 CT 扫描的结果重新调整深度、角度或新的穿刺点,直至肯定穿刺针进入了目标内。抽吸和留取活组织标本方法如前所述。

四、纤支镜检查在肺部疾病诊断中的应用

(一)对肺癌的诊断

目前纤支镜检查最大的临床应用价值莫过于对肺癌的诊断,对有临床症状和 X 线及肺 CT 等影像学上疑有中心型肺癌的患者,应用纤支镜检查可直接观察到病变的形态特征和位置,还能在直视下采集活组织标本获得病理学诊断。镜下肉眼可见增殖样改变,如结节状、菜花状、息肉状及乳头状等。有时肿瘤表面覆盖乳白色坏死组织,癌肿常凸向管腔内,造成不同程度的阻塞。肿瘤亦可在支气管黏膜层或黏膜下层呈浸润样生长,可见黏膜表面粗糙,局部增厚,凹凸不平,触之易出血,管腔呈不同程度狭窄或阻塞。以上均为纤支镜检查时肿瘤镜下的直接征象。当癌组织穿透支气管壁的外膜层向肺内生长时,纤支镜下未能窥见明确的瘤体,只出现管腔内黏膜充血、水肿、糜烂、溃疡、增厚、僵硬、嵴增宽及管腔受压狭窄等非特异性改变为肿瘤镜下的间接征象。对纤支镜能直接见到的肿瘤钳检和刷检病理结果阳性率可高达 100%,对周边型或弥漫型(转移癌或支气管肺泡癌)肺癌,因镜下不能直接窥见肿瘤,活检诊断阳性率一般为 50%~80%,明显低于中心型肺癌。周边型肺癌一般需在 X 线、电视透视下做 TBLB,若肿瘤直径>3 cm,较近中央部位的周边型肺癌,或弥漫型肺部肿瘤,也可不在 X 线透视下进行。如能灵活使用刷检并配合术中冲洗吸引物及术后留痰查癌细胞,选择性支气管造影定位、TBNA 则对周边型肺癌的诊断阳性率也可达 79%。

(二)对支气管内膜结核的诊断

肺结核侵犯气管和支气管黏膜,造成支气管黏膜结核并不少见。由于支气管内膜结核致黏膜充血、水肿、溃疡、糜烂、干酪样坏死物堵塞、管腔狭窄,痰涂片和培养难以检查到结核分枝杆菌。纤支镜用于支气管内膜结核的检查,充分显示了它在诊断上的重要价值。典型的支气管内膜结核镜下特点:①炎症型,黏膜局限性充血、肿胀,间嵴增宽,管腔向心性狭窄,软骨环轮廓不清;②溃疡型,黏膜表层有单发或多发溃疡面,溃疡常常相互融合成糜烂面,底部及周围充血,表面覆盖干酪样分泌物;③肉芽肿型,黏膜出现单个或多个大小不等的肉芽肿结节,呈红色,表面光滑,周边组织界线清楚,因肉芽突入管腔,造成支气管管腔狭窄、阻塞并发肺不张,易与支气管肺癌管内型相混淆;④瘢痕型,支气管黏膜粗糙、肥厚,纵行皱襞粗大,管腔呈漏斗状狭窄,导致叶段支气管引流障碍,易发生永久性肺不张;⑤混合型,上述 4 型部分或共同存在。以上 5 型以炎症型和肉芽肿型多

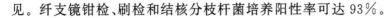

见。纤支镜钳检、刷检和结核分枝杆菌培养阳性率可达 93%。

(三)对弥漫性间质性肺疾病的诊断

目前已知弥漫性间质性肺疾病多达百余种,其中原因不明的占 65% 左右。现有的 X 线、肺 CT、肺功能等检测方法缺乏特异性,弥漫性间质性肺疾病的诊断、鉴别诊断成为难题。通过纤支镜做 TBLB 和做支气管肺泡灌洗,为该病诊断和鉴别诊断提供了良好的检测手段,尤其对肺部肉芽肿性疾病。据报道 TBLB 对各期肺结节病的诊断率为 63%~97%(尤以 Ⅱ 期为高)。肺结节疾病镜下多见支气管黏膜呈弥漫性轻至中度充血和水肿,大小不等黄白色结节,气管隆嵴和支气管间嵴显著增宽,个别病例支气管内膜表现为新生物样突起,造成支气管狭窄、阻塞和远端肺不张。其他靠 TBLB 诊断的弥漫性间质性肺疾病还有特发性肺纤维化、外源性过敏性肺泡炎、胶原血管病伴肺纤维化、组织细胞增多症、闭塞性细支气管炎伴机化性肺炎及各种肺尘埃沉着病等。但由于 TBLB 取材小,病理特异性远不如开胸活检高。

(四)纤支镜检查于咯血患者的诊断价值

咯血是呼吸系统疾病最常见的临床症状,由于纤支镜的可曲性,视野范围大,可进入 3 级支气管,观察到全部 4 级支气管。所以,纤支镜检查对咯血的患者确定出血部位,明确出血原因是极为有用的检查方法,特别是对于胸部 X 线检查阴性患者更有意义。根据国内文献综合报道,胸部 X 线检查表现正常的咯血患者经纤支镜检查阳性诊断率平均为 58.1%,其中恶性肿瘤的检出率是 9.0%,炎症占 39.6%,支气管扩张占 5.5%,肺结核占 0.5%。至于咯血患者的检查时机,多数学者认为在患者仍有少量咯血时进行镜检的阳性率和定位率较高,也无增加咯血的危险性。过去主张在血止一周后检查,但绝大多数难以查明出血部位。咯血的紧急检查指征必须是内科治疗无效,急于明确部位拟行外科手术治疗者。

(五)纤支镜检查对肺不张诊断

引起肺不张的原因很多,纤支镜检查是明确肺不张病因的主要手段之一,所以一旦 X 线检查确诊为肺不张存在时,应及时行纤支镜检查。根据国内大量研究资料报道,肺不张发生的部位最多是肺中叶,其次是左肺、右肺上叶,左全肺,左肺下叶,右全肺,右肺下叶。肺不张病因最常见的为肺癌,占 55.63%,其次为炎症,占 37.00%,结核为 3.89%。较为少见的病因还有异物、肉芽肿、结石症、血块及痰栓阻塞等。肺癌所致的肺不张镜下肉眼所见多表现为菜花状、结节状及息肉状改变,向管壁浸润,表现水肿,坏死组织,钳检易出血;炎症引起肺不张大部镜下所见为黏膜充血、水肿、增厚,有脓性分泌物或脓性痰块堵塞;而结核引起的肺不张镜下改变为多样性,有的呈锥状突起,顶端有干酪物渗出,有的呈结节状,息肉状改变,有的呈炎性浸润致使支气管闭塞或增生,有时与肺癌的镜下所见难以区别,确诊则依靠病理检查。

(六)纤支镜检查对下呼吸道的病原学诊断

肺部感染是临床最常见的感染性疾病之一,对肺部感染作出诊断并不难,但确切的病原微生物学诊断往往并不容易。纤支镜检查为直接采取下呼吸道分泌物提供了一个新的途径。近年来,许多学者推崇利用纤支镜带有双塞(或单塞)的保护性毛刷采样,进行下呼吸道细菌定量培养的方法。该方法较好地解决了上呼吸道细菌污染的问题。1979 年,Wimberleg 在体外比较了单套管或双套管毛刷,套管末端加保护塞或不加保护塞以及不同材料保护塞所组成的 7 种采样方法,证明加聚乙二醇保护塞封闭远端管口的双套管采样毛刷防污染效果最佳。在模拟上呼吸道污染的体外实验中,双套管加聚乙二醇保护塞方法 13 次均未检出污染菌,而其他方法的污染率在 38%～100%。目前许多学者采用了该方法,称之为保护标本刷(protected specimen brush,PSB)。PSB 系双套管加保护塞,造价较高,且管径大,仅适用于吸引孔直径为 2.6 mm 的纤支镜。国内学者设计了在单套管毛刷(Olympus BC-5C 型)末端加塞,同时在纤支镜远端吸引孔再加一保护塞的双塞保护措施,经体外实验及临床应用亦达到了同样的效果,适用于所有型号的纤支镜。有关用 PSB 采样定量培养的判定标准尚未统一,目前多数学者以每刷分泌物分离菌数 $>10^3$ CFU(菌落形成单位)为高浓度,以 $<10^3$ CFU 为低密度,以此来区别致病菌和非致病菌。

随着支气管肺泡灌洗技术的开发与应用,其很早就被用于肺部感染的病原学诊断上。因灌洗液可直接达到远端的肺实质,所以可以得到 PSB 所不能达到的肺实质病灶的标本,并可大量收集下呼吸道分泌物。尽管如此,纤支镜通过上呼吸道时自然存在着污染问题。1991 年 Meduri 等报告了一种带有气囊的保护性导管做支气管肺泡灌洗,有效地避免了上呼吸道菌群的污染,取得了较满意的效果。这种保护性支气管肺泡灌洗装置由一个带有气囊的外径为 2.3 mm 的导管构成。导管有两个管腔:一个大腔直径为 1.0 mm,用于注入和回收灌洗液,其远端开口由聚乙二醇封闭;另一个小腔通向远端的低压乳胶气囊。该气囊长 12 mm,注入 1.5～2.0 mL 气后外径增至 10～12 mm,可以牢固地封闭第三级支气管。当纤支镜到达采样区后,从活检孔插入导管,伸入欲采样的亚段,气囊充气后轻轻上提导管,以确认是否封闭牢固。然后通过灌洗腔道注入 2 mL 无菌生理盐水,冲掉其远端的聚乙二醇塞。用 30 mL×3 的无菌加温(37 ℃)生理盐水进行灌洗。机械通气患者往往很难根据临床表现和 X 线检查结果确定呼吸机相关肺炎(VAP),应用保护性支气管肺泡灌洗技术可迅速、准确地判定引起 VAP 的病原菌,对决定和选择治疗用抗生素有着重要指导意义。

(七)经纤支镜选择性支气管造影诊断支气管扩张症

近年来,胸部 CT 扫描能检查出支气管扩张,特别是 HRCT,更能提高 CT 对支气管扩张的阳性率。但要进行外科手术切除者,需要明确手术范围,仍需做支气管碘油造影。常规全肺支气管碘油造影易出现造影剂残留和继发感染。经纤支镜高选择性支气管碘油造影针对性强,影响区域小,造影剂容易充入狭窄的支气管,可进入 7～8 级支气管,显示病变性质和阻塞程度,为指导手术提供可靠证据。

五、纤支镜检查在肺部疾病治疗中的应用

(一)经纤支镜介入治疗气道肿瘤

近十年来,经纤支镜介入治疗肺部肿瘤的飞速发展,为肺癌尤其是晚期肺癌开辟了新的治疗途径。现就纤支镜介入激光、冷冻、注药、腔内放射及高频电刀等几种临床常用治疗气道肿瘤在适应证、方法及并发症方面做扼要介绍。

1.经纤支镜 ND-YAG 激光治疗气道肿瘤

ND-YAG 激光穿透性强,广泛地应用于较深肺部病变的治疗,它是目前治疗支气管肺部肿瘤的主要激光。①适应证:主要用于突出于气道腔内肿瘤所造成的气道狭窄、堵塞。对临床表现极度呼吸困难患者,ND-YAG 激光治疗是解除气道堵塞,保持气道通畅,改善肺通气功能的一种紧急措施,也是肺部肿瘤常规治疗方案中的一种辅助和姑息方法。Glorge 报告了不能手术切除的 28 例晚期管腔内肺癌患者,分别于激光前和治疗后 2 天或 4 天用放射性核素扫描观察肺通气和灌注情况,治疗后改善者达 82%(23/28)。②方法:有接触和非接触 2 种,后者即将光纤通过纤支镜直接或聚集后置于距离病灶 5～10 cm 处进行照射,其缺点是光纤末端易损坏,组织损伤严重。前者由于直接接触瘤组织,能量更为集中,减少了后向放射,被照射部位组织损伤减轻,消除了非接触或激光治疗时的操作距离,末端不易损坏,使用方便准确。临床使用国产的 ND-YAG 激光,波长 1.06 nm,功率 20～40 W。将石英光导纤维经纤支镜活检口插入,伸出端 0.5～1.0 cm 对准病变部位照射,一般从病变中心开始向下、向外激光治疗。距管壁 1～2 mm 时应停止治疗,以防击穿管壁,为了安全起见,对较大病变者以

分次照射为宜。一般治疗 2～3 次,每次治疗间隔 1～2 周。③并发症:出血,一般为少量出血,出血多数来自肿瘤本身。这种出血可用激光止血,对患者并不构成很大的危险。支气管动脉出血通常在 3～5 分钟内自行停止,而肺动脉破裂所致出血为严重并发症。激光功率高,长时间在同一部位照射易引起支气管管壁及周围组织的穿孔,造成纵隔气肿和气胸。激光治疗创伤后周围组织水肿,原有气道阻塞解除不全,加之坏死组织碎片残留,可加重堵塞继发肺部感染,出现喘息和气道痉挛。激光治疗时由于碳化组织产生的气体刺激气道黏膜,患者出现气道高反应性,严重者发生喘息。喘息主要发生在阻塞性通气功能障碍患者。

2.经纤支镜介入高频电刀切割治疗气道肿瘤

1981 年日本于保健吉首次报道了经纤支镜高频电刀治疗良、恶性气道肿瘤,我国学者于 1984 年也开始采用电刀经纤支镜方法治疗气道肿瘤。①适应证:气管、支气管原发性恶性肿瘤造成气道阻塞,肺癌晚期已发展到失去手术机会或患者拒绝开胸手术,应用经纤支镜高频电刀切割治疗后加上放射治疗(放疗)或化学药物治疗(化疗)可取得较好的疗效。王贵谦等应用经纤支镜介入高频电刀对 11 例气管、支气管肺癌进行了治疗,治疗前 FEV_1 为 (1.808 ± 0.278)L,治疗后 10 天 FEV_1 为 (2.347 ± 0.152)L 呼吸困难缓解。气管、主支气管内良性肿瘤所致管腔狭窄及阻塞性病变,应用纤支镜高频电刀烧灼治疗后可达到治愈效果。本法创伤小,身体恢复快,不需要开胸手术,患者容易接受。②方法:一般国内多用 Olympus UES 型高频电烧灼装置及 CD-5P 电灼刀或其他微型电刀。患者取仰卧位,右肩下紧贴皮肤放置电极板,先按常规纤支镜检查,然后将微型电刀从纤支镜活检孔插入,并伸出纤支镜口外 0.5～1.0 cm 达病灶处。电刀距离镜口太近易烧坏镜头,距离镜口太远则不易确切判断病灶大小、厚度及周围情况。在纤支镜直视下用电刀接触肿瘤进行烧灼切割治疗。对严重阻塞气道病变,电刀烧灼应从病灶中心开始由上向下,向外周逐步切割,快速打开一个通道,以解除气道阻塞,缓解呼吸困难。如气道堵塞不十分严重,纤支镜直视下可见到病灶下端,则由下向上,向外周逐步烧灼切割治疗,始终保持视野清晰可见。对血管丰富的肿瘤组织及感染明显处,电灼时要随时脚踏电凝开关防止出血,否则电灼时只需脚踏"电切"开关,这样切割速度较快。电刀烧灼治疗时功率选择在 30～35 W。肿瘤组织经过电刀烧灼后,用纤支镜活检钳取出焦痂和碎块。每次电烧灼治疗时间 1 小时左右,每次治疗间隔时间以 7～10 天为宜。③并发症:术中患者如出现频频咳嗽,导致视野不清,加之操作不熟练可引起气管、支气管壁穿破,出现纵隔气肿和创伤性气胸。电刀切割肿瘤时损伤气管后壁可出现气管食管瘘。在恶性肿瘤及一些非肿瘤病变中,电刀切割时易出血,但发生危及生命的大出血少见。

3.经纤支镜介入冷冻治疗气道肿瘤

冷冻装置包括制冷源、控制器和冷冻探头。可弯曲的冷冻探头长 130 cm,直径 2.2～2.6 mm,能通过纤支镜检孔。冷冻疗法是通过纤支镜引入冷冻探头,冷却肿瘤组织达－80 ℃,使肿瘤融化、冰冻,导致肿瘤组织凝固坏死和瘤体破坏。其主要作为不能手术治疗的晚期支气管肺癌的姑息疗法。冷冻探头通过纤支镜口处 15 秒后,在其顶端形成冰球,并直接与肿瘤组织接触或插入瘤体内部进行冷冻,根据肿瘤大小确定几个冷冻点,在每一点中反复冻融 1～3 次,每次60～90 秒,边冷冻边吸除分泌物和血液,冻融结束后取出探头。冷冻治疗肺部肿瘤并发症很少,偶有冷冻治疗后痂皮脱落使血管破裂出血。陈维鹏等报告经纤支镜介入冷冻治疗原发性肺癌 30 例,其中 1 年生存率为 90.9%,2 年生存率为47.3%,3 年生存率为 32.5%。

4.经纤支镜介入注药对气道肿瘤的局部化疗

为提高晚期肺部肿瘤的化疗效果,近年来对化疗方式有所改变。一般认为口服、静脉注射或肌内注射等给药途径在肿瘤部位药物浓度低,作用时间短,而且对机体的免疫功能损害严重,为了解决这一问题,有的学者采用经纤支镜介入,局部注药治疗气道肿瘤,对部分晚期中心型肺癌有一定效果。经纤支镜介入注药局部化疗主要适应于不能外科手术治疗中晚期肺部肿瘤,以突出于管腔内的中心型肺癌效果最佳,注射化疗药物后能迅速缓解症状,尤其对肿瘤造成管腔阻塞,这种方法可使瘤体很快缩小,解除气道阻塞,从而改善患者生活质量。一般采用 NM-8L 型注射针,针头为 6 号。经纤支镜活检孔插入并伸出纤支镜口外达病灶,直视下将注射针推出,分别于瘤体中央及周围多点注射。一般注射 3～4 点,刺入深度为 3～4 mm,并喷洒化疗药物于瘤体表面。每周治疗 1 次,4 次为1 个疗程。常用化疗药有丝裂霉素、5-氟尿嘧啶、多柔比星、顺铂、甲氨蝶呤及环磷酰胺。刘建国等选用多柔比星 10 mg、顺铂 10～20 mg 用生理盐水溶解为 5～10 mL 注射于病灶中,总有效率达 94%。

5.经纤支镜介入腔内后装机放射治疗气道肿瘤近距离放射治疗

其又称内照射,是把放射性核素,即放射源经人体腔管放在瘤体附近或植入瘤体内,利用放射线来杀伤肿瘤细胞。20 世纪 80 年代中期基于计算机电子和传动技术的发展,一种计算机程控微型铱源后装机问世,开辟了现代腔后装载放疗的新纪元。①适应证:近距离后装载放疗的适应证主要是局部对放疗敏感的各种细胞类型的中心型肺癌,其中以小细胞未分化癌效果最佳。通过内放射治疗可解除肿瘤组织造成的气道阻塞,缓解咳嗽、呼吸困难及阻塞性肺炎的一系列症状。②方法:在局麻下行常规纤支镜检查后,从纤支镜活检孔将外径1.9 mm、长度1 m的硅胶施源管插入支气管病变处,退出纤支镜,固定好施源管,视病变范围决定插管数,一般为1~2根。置放施源管时不可用力过猛,以免瘤体破裂造成严重出血,把定位丝放入施源管内,在模拟机下拍摄X线片,将患者资料输入计算机并制订治疗计划,将后装机与施源管相连接,传送高能放射性核素铱进行内放射治疗,治疗结束后拔除施源管。每位患者治疗3~4次,每次间隔1周。对支气管近端被肿瘤组织完全阻塞,纤支镜及施源管不能进入预想部位的病例,应事先应用ND-YAG激光打孔,在气道内的瘤体中凿成隧道疏通管腔,然后再采取上述步骤。③不良反应与并发症:放疗过后全身不良反应有周身不适、乏力、恶心、厌食及背痛,几天后可自行缓解。首次放疗后肿瘤组织反应水肿,使原有气道阻塞加重或合并感染。高剂量率放疗后瘤组织坏死,血管破裂出血,可出现放射性气管炎、气管狭窄等并发症,但较少见。

(二)经纤支镜放置支架治疗器质性气道狭窄的应用

1.气道支架治疗的适应证

气道支架治疗的目的是解除气道狭窄所造成的呼吸困难,维持局部气道通畅,提高患者生活质量。故所有气道外压、浸润及异常增生性病变,造成不同形式的气道狭窄,不适用于外科手术治疗为放置气道支架的适应证,如良、恶性肿瘤本身引起气道狭窄阻塞,或累及的淋巴结造成气道外压性狭窄,气管、支气管内膜结核及淀粉样变性等造成气道狭窄。

2.气道支架的放置方法

经纤支镜放置的气道支架多为进口及国产镍钛合金自膨胀网状支架。经鼻插入纤支镜,先检查气管、支气管狭窄的位置、程度,于气道狭窄处在X线监视下进行体表定位。自纤支镜工作道内插入引导钢丝,钢丝越过气道狭窄部位,退出纤支镜,将选择好的镍钛记忆合金支架置于0℃冰水中使其变软,并装入置入器内。将置入器沿引导钢丝插入气管,在X线监视下,送至气道狭窄部位,释放支架,记忆合金支架遇热膨胀,退出置入器及引导钢丝。再次行纤支镜检查,见支架变形良好,与气道贴合紧,气道狭窄部位被支架不同程度地撑开,气道通畅则完成支架的放置。

3.并发症及其处理

气管、支气管支架的放置为气道狭窄的治疗提供了新的方法,一般情况下,支架可在气道内停留 1～2 年,最长达 5 年,并发症并不多,常见的并发症:①支架腔内肉芽形成和肿瘤组织生长,主要发生于金属网状支架。增生的组织通过支架眼向腔内生长,形成新的气道狭窄。在继发感染的情况下,更易形成肉芽组织生长。应用激光消融术可有效除去增生的组织。②支架位置的移动,多由于用力咳嗽或在紧急气管插管时发生,其原因是支架型号选择不当,直径偏小,不能牢固固定在狭窄的部位,部分患者可在化疗、放疗后因狭窄的情况得到改善而造成支架移位。当患者出现气促频繁、剧烈咳嗽或呼吸困难时,应及时做纤支镜或胸部 X 线检查,必要时取出支架重新放置。③支架远端分泌物阻塞,放置支架影响了气道纤毛运动功能,阻碍黏液清除,导致支架远端分泌物积聚和阻塞,尤其以硅酮类和带膜的金属支架为多见。因此,放置支架后应鼓励患者咳痰,经常给予雾化吸入,必要时使用纤支镜吸除分泌物。④出血是支架放置术后凶险致命并发症,主要是由支架压迫周围大的血管造成侵蚀糜烂引起,选择适当型号支架是预防出血的主要方法。

(三)纤支镜对气道内异物摘取的应用

应用纤支镜摘取气管、支气管内异物在国内外已广泛开展,并取得了显著的成果,经纤支镜摘取异物的成功率,很大程度上取决于所应用的器械,异物部位、种类及操作者技术的熟练程度。一般选用口径较大的纤支镜,如 Olympus BF-ITR 或 BF-5B2 型,其可用于成年人,因操作管道 2.6 mm,纤支镜能提供更强大的吸引,允许使用较大的抓钳和活检钳。Olympus BF-4B2 因外径较细(4.2～4.8 mm),可用于 6 个月以上小儿检查。由于呼吸道内异物的种类繁多,形态和性状各异,根据异物的特点选择合适的异物钳是非常重要的,常用取异物器:①钢丝篮,主要用于较大的易破碎的异物,如花生、豆类、向日葵籽、鸡骨等;②钢丝抓,可取出大多数金属异物和有机异物;③Olympus 钳仅适用于较细小的金属异物,如大头针、别针等;④ACMI 钳因具有锯齿形钳口,可抓住各种金属异物;⑤W、V 型异物钳适用于摘取骨性异物。

(四)纤支镜在危重患者气道管理中的应用

1.纤支镜引导经鼻气管插管建立人工气道

建立人工气道是抢救呼吸衰竭患者及心肺复苏的主要手段。以往多采用经口气管插管或气管切开方法,此法创伤大,增加感染机会,经口气管插管清醒患者难以耐受。应用纤支镜引导经鼻气管插管,创伤小,纤支镜能直视声门,插管准确快速(一般 1～3 分钟),又能经纤支镜吸痰及注入表面麻醉剂,气管黏膜刺激小,清醒患者亦能接受插管。本法适用于需较长时间机械通气或反复出现呼吸衰竭的患者。首先用2%利多卡因做鼻咽部局部麻醉,再用1:10 000肾上腺素或麻黄素浸湿棉团放入一侧鼻腔,以收缩鼻甲黏膜血管。然后选择内径6.5~7.5 mm的聚氯乙烯或硅酮消毒无菌低压气囊导管,套于纤支镜外,纤支镜及导管下段均涂以无菌硅油或液体石蜡,以减少导管与纤支镜的摩擦。按纤支镜常规操作方法将纤支镜从一侧鼻腔插入,当纤支镜前端通过声门达隆嵴上3~4 cm处时,连接吸引器,以清除气管内的分泌物。助手将气管导管沿纤支镜插入气管内,导管末端一般放置在隆嵴上2~4 cm为宜。然后退出纤支镜,气囊充气8~15 mL,固定导管,连接呼吸机行人工机械通气。导管放置时间可达数周,国内报道最长放置220天。

2.经纤支镜吸引清除气道分泌物阻塞

在呼吸衰竭、胸部外科手术后气道有较多分泌物潴留患者,在机械通气的支持下,应用纤支镜吸引排出气道分泌物,有助于改善通气和换气功能,防止发生阻塞性肺不张,对于已发生阻塞性肺不张或有黏液栓形成的重症支气管哮喘患者,经一般治疗症状无缓解情况下,可采用床边局麻下经纤支镜用小量(20~30 mL)无菌生理盐水做支气管冲洗、吸引,针对病变严重程度每次可进行3~5次冲洗,可起到溶解痰栓,解除肺不张和缓解支气管哮喘的作用。

第四节　血气分析

一、概述

血气分析系指用血气分析仪测定血液中氧和二氧化碳分压及pH,并进而推算出一系列指标,为临床提供与人体呼吸、气体代谢及酸碱平衡状况等有关的重要资料的方法。血气分析可以了解O_2的供应和酸碱平衡情况,是抢救危重患者和手术中监护的重要指标之一。

血气分析的标本有动脉血和静脉血2种,临床常用动脉血。身体各处动脉血的气体成分相同,而静脉血受到血液灌注和代谢状况等影响,因此各处成分不尽一致,应取混合静脉血作为代表。动、静脉血气同时测定能更好地反映组织代谢和血液循环的情况。动脉血气分析是判断机体是否存在酸碱平衡失调,以及缺氧和缺氧程度的可靠指标。以下简述动脉血气分析的临床意义。

二、标本采集要求

血气分析测定标本采集的基本要求详见表 2-2。

表 2-2　血气分析标本采集要求

标本要求	具体操作
合理的采血部位	应采集桡动脉、肱动脉、股动脉处血标本
严格隔绝空气	海平面大气压(101.325 kPa)、安静状态下、肝素抗凝
及时送检	标本采集后立即送检,不能及时送检的,应将血标本保存在 4 ℃环境中,但不得超过 2 小时
标记吸氧浓度	吸氧患者尽可能停止吸氧 30 分钟后再采集血标本送检,不能停止吸氧的应标记给氧浓度与流量

三、适应证

(一)临床各科的急危重症

一般都伴有程度不等的缺氧和(或)酸碱失衡,原则上均需查血气分析,跟踪病情变化;各种诊断不明的疑难杂症,血气分析可提示氧供和酸碱平衡状态的信息,帮助明确诊断。

(二)各种疾病所致的呼吸功能障碍

对怀疑可能发生呼吸衰竭的患者(呼吸系统疾病、心脏疾病、严重创伤、休克、多器官功能障碍综合征、中毒等各种危重患者)均应进行血气分析检测,以利于临床诊断和治疗方案确定。

(三)呼吸衰竭的治疗监护

在治疗呼吸衰竭时应适时根据血气分析结果及时调整治疗方案,特别是应用机械通气治疗时,应定时监测血气分析指标变化,以指导调节各种通气参数。

(四)酸碱平衡紊乱的诊断和监测

血气分析可协助诊断患者是否存在酸碱平衡失调(包括呼吸性和代谢性),并判断酸碱平衡紊乱的类型及其严重程度。

(五)禁忌证

血气分析无绝对禁忌证。

四、血气分析指标及其临床意义

血气分析仪直接测定的指标是动脉 pH、动脉血二氧化碳分压、动脉血氧分压,然后根据相关方程式由上述 3 个测定指标计算出其他指标,从而判断肺换气功能及体内酸碱平衡的状况。具体指标、参考值及临床意义如下。

(一)动脉血氧分压(PaO_2)

1.参考值

$12.6 \sim 13.3$ kPa。

2.临床意义

PaO_2 判断机体是否缺氧及缺氧程度,低氧血症轻度:$10.7 \sim 8.0$ kPa($80 \sim 60$ mmHg);中度:$8.0 \sim 5.3$ kPa($60 \sim 40$ mmHg);重度:<5.3 kPa(40 mmHg)。

(二)肺泡-动脉血氧分压差$[P_{(A-a)}O_2]$

1.参考值

$2.0 \sim 2.7$ kPa($15 \sim 20$ mmHg)。

2.临床意义

$P_{(A-a)}O_2$ 增大伴有 PaO_2 降低提示肺本身受累所致氧合障碍;$P_{(A-a)}O_2$ 增大无 PaO_2 降低见于肺泡通气量明显增加,而大气压、吸入氧气浓度与机体耗氧量不变时。

(三)动脉血二氧化碳分压($PaCO_2$)

1.参考值

$4.7 \sim 6.0$ kPa($35 \sim 45$ mmHg),平均值:5.3 kPa(40 mmHg)。

2.临床意义

(1)结合 $PaCO_2$ 判断呼吸衰竭的类型和程度。Ⅰ型呼吸衰竭:$PaCO_2$ 可正常或略降低;Ⅱ型呼吸衰竭:$PaCO_2 > 6.7$ kPa(50 mmHg);肺性脑病时:$PaCO_2 > 9.3$ kPa(70 mmHg)。

(2)判断呼吸性酸碱平衡失调:$PaCO_2 > 6.0$ kPa(45 mmHg),提示呼吸性酸中毒;$PaCO_2 < 4.7$ kPa(35 mmHg)提示呼吸性碱中毒。

(3)判断代谢性酸碱失调的代偿反应。代谢性酸中毒:$PaCO_2$ 可降至1.3 kPa(10 mmHg);代谢性碱中毒:$PaCO_2$ 可升至 7.3 kPa(55 mmHg)。

(四)动脉血氧饱和度(SaO_2)

1.参考值

$95\% \sim 98\%$。

2.临床意义

SaO_2 是判断是否缺氧的一个指标,不敏感,有掩盖缺氧的潜在危险。

(五)混合静脉血氧分压(PvO_2)

1.参考值

$4.7\sim6.0$ kPa。

2.临床意义

PvO_2判断组织缺氧程度和组织摄氧的状况。

(六)动脉血氧含量(CaO_2)

1.参考值

$8.55\sim9.45$ mmol/L。

2.临床意义

反映动脉血携氧量。

(七)血液 pH

1.参考值

$7.35\sim7.45$(平均 7.40)。

2.临床意义

pH 判断酸碱失调中机体代偿程度。pH$<$7.35,失代偿酸中毒(酸血症);pH$>$7.45,失代偿碱中毒(碱血症)。

(八)实际碳酸氢根(AB)

1.参考值

$22\sim27$ mmol/L。

2.临床意义

其反映酸碱平衡中代谢性因素,一定程度上受呼吸因素的影响;AB 与标准碳酸氢根(SB)的差数,反映呼吸因素对血浆 HCO_3^- 影响的程度。呼吸性酸中毒:AB$>$SB。呼吸性碱中毒:AB$<$SB。代谢性酸中毒:AB$=$SB$<$正常值。代谢性碱中毒:AB$=$SB$>$正常值。

(九)SB

1.参考值

$22\sim27$ mmol/L。

2.临床意义

SB 是准确反映代谢性酸碱平衡的指标,一般不受呼吸的影响。

(十)全血缓冲碱(BB)

1.参考值

45~55 mmol/L(平均 50 mmol/L)。

2.临床意义

BB 反映机体对酸碱平衡失调时总的缓冲能力,不受呼吸因素、CO_2 的影响。BB 降低(↓):代谢性酸中毒。BB 升高(↑):代谢性碱中毒。

(十一)血浆 CO_2 含量(T-CO_2)

1.参考值

25.2 mmol/L。

2.临床意义

T-CO_2 基本可反映 HCO_3^- 的含量,受呼吸影响。

(十二)剩余碱(BE)

1.参考值

0 ± 2.3 mmol/L。

2.临床意义

BE 只反映代谢性因素,与 SB 的意义大致相同。

(十三)阴离子间隙(AG)

1.参考值

8~16 mmol/L。

2.临床意义

高 AG 代谢性酸中毒以产生过多酸为特征,常见于乳酸酸中毒、尿毒症、酮症酸中毒;正常 AG 代谢性酸中毒可有 HCO_3^- 减少、酸排泄衰竭或过多使用含氯的酸。

判断三重性酸碱失衡中 AG 增大的代谢性酸中毒:>30 mmol/L,肯定酸中毒;20~30 mmol/L,可能酸中毒;17~19 mmol/L,只有 20% 为酸中毒。

第三章　呼吸系统疾病常用治疗方法

第一节　氧　　疗

氧疗即氧气吸入疗法,是通过提高吸入气中的氧浓度,缓解和纠正机体缺氧的治疗方法。合理的氧疗可提高血氧分压和血氧饱和度,改善组织供氧,促进组织细胞新陈代谢,达到治疗疾病、缓解症状、促进康复和预防病变、增进健康的目的,是呼吸系统疾病重要的治疗手段。其主要包括常压吸氧(普通吸氧)和高压吸氧(高压氧治疗)。

一、缺氧的分型

缺氧是指组织供氧不足或利用障碍,引起机体功能代谢甚至形态结构发生改变的一系列病理变化过程。临床上表现为气促或通气不足、呼吸困难、心律失常、低血压、昏迷、发绀、恶心、呕吐、消化道功能紊乱、精神萎靡等。

临床上所见的缺氧常为混合性,如感染性休克时主要是循环性缺氧,但微生物所产生的内毒素还可以引起组织细胞利用氧功能障碍而发生组织性缺氧,发生休克时还可出现低张性缺氧;失血性休克既有血红蛋白减少所致的血液性缺氧,又有微循环障碍所致的循环性缺氧;心力衰竭时既有循环障碍引起的循环性缺氧,又可继发肺淤血、水肿而引起呼吸性缺氧。因此,对具体病情要全面分析。

二、氧疗的适应证和氧疗的种类

对于缺氧的治疗,临床上最直接的方法就是氧疗。目前公认的应用氧疗的

标准为 $PaO_2 < 8.0$ kPa(60 mmHg)，$SaO_2 < 90\%$。可根据临床情况灵活应用，如急性呼吸衰竭时 PaO_2 突然下降，机体对低氧血症代偿能力较差，应及早氧疗。氧疗的适应证和种类见表3-1和表3-2。

表 3-1　氧疗的适应证

适应证	SaO_2 和 PaO_2 的范围	说明
无低氧血症	10.7～13.3 kPa	机体处于高危缺氧状态及机体不能耐受低氧，见于急性心肌梗死、贫血、一氧化碳中毒等疾病
轻度低氧血症	$SaO_2 > 80\%$，$PaO_2 > 6.7$ kPa	若呼吸困难可给予低浓度氧吸入
中度低氧血症	SaO_2 60%～80%，PaO_2 4.0～6.7 kPa	需氧疗
重度低氧血症	$SaO_2 < 60\%$，$PaO_2 < 4.0$ kPa	氧疗的绝对适应证

表 3-2　氧疗的种类

种类	吸氧浓度($FiO_2\%$)	适应证
低浓度氧疗	<35%	低氧血症伴 CO_2 潴留，如慢性阻塞肺疾病
中浓度氧疗	35%～50%	明显通气/血流比例失调或显著弥散障碍、无 CO_2 潴留的患者
高浓度氧疗	>50%	单纯缺氧无 CO_2 潴留、严重通气/血流比例失调患者，如急性呼吸窘迫综合征
高压氧疗	压力：2～3个大气压，浓度100%	CO 中毒、气性坏疽、氰化物中毒
家庭氧疗	2 L/min，鼻导管或鼻塞吸氧	慢性阻塞肺疾病、运动或睡眠时出现明显低氧血症、肺心病患者、慢性右心衰竭、继发性红细胞增多症等

三、给氧装置及方法

临床常用的给氧方法有鼻导管法、鼻塞法、面罩给氧、氧气头罩法、机械通气给氧、高频通气给氧、高压氧疗。

四、氧疗的注意事项

氧气如同药物一样应正确应用，要有明确的指征，并通过临床观察及实验室检查帮助估计适当的流量。氧疗过程中应注意重视病因治疗，保持气道通畅，选择合适的氧疗方法和合适的 FiO_2，避免氧中毒，注意氧疗监测。目前监测方法是动脉血气分析，近年发展出一些非创伤性监测方法，如经皮动脉血氧饱和度测定、细胞内氧评价等。

第二节　机　械　通　气

机械通气是一种呼吸支持治疗，是在机体自然通气和（或）氧合功能出现障碍时，运用器械（主要是呼吸机）使机体恢复有效通气并改善氧合的治疗手段。机械通气可以发挥通气代替、控制或辅助呼吸作用，改善换气功能，减少呼吸功能消耗，缓解呼吸肌疲劳，防止肺不张，最终改善或纠正急性呼吸性酸中毒、低氧血症等。近 20 年来，该技术不断发展完善，现已被广泛应用于临床，对于危重患者的抢救发挥着重要的作用。

根据呼吸机的设计特点，加压方式分为胸腔加压和呼吸道直接加压，前者称为负压呼吸机，后者称为正压呼吸机，目前临床应用的主要为正压呼吸机。呼吸机主要包括三部分：①动力部分，分电动或气动两种，电动为机械动力驱动密闭容器送气，气动为高压氧和高压空气共同驱动。②连接部分，主要由通气管路、呼气阀门和传感器等构成。③主机，主要包括通气模式、同期参数调节、监测和报警装置等。呼吸机类型有定压型、定容型和定时型呼吸机，另外还有高频通气呼吸机。高频呼吸机具有高呼吸频率、低潮气量、非密闭气路的特点，是近年来机械通气的一种新技术。

一、机械通气的适应证

机械通气一方面用于预防性通气治疗，另一方面用于治疗性通气治疗。预防性通气治疗用于有发生呼吸衰竭高危险性的疾病，可减少呼吸功能和氧消耗，减轻患者的心肺功能负担，如长时间休克、严重的头部创伤、严重的慢性阻塞性肺疾病患者腹部手术后、术后严重败血症、重大创伤后发生严重衰竭的患者。治疗性通气治疗用于出现呼吸衰竭患者，临床表现为呼吸困难、呼吸浅速、发绀、咳痰无力、呼吸欲停或已停止、意识障碍、循环功能不全时，或者患者不能维持自主呼吸，近期内预计也不能恢复有效自主呼吸，呼吸功能受到严重影响。

严重呼吸功能障碍时应及时实施机械通气，在出现致命性通气和氧合障碍时，机械通气无绝对禁忌证。在应用机械通气之前应充分考虑患者的基础疾病、治疗效果、预后和撤机的可能性。机械通气的适应证，因疾病种类和患者的具体情况而异，要综合临床实际病情和实际的抢救设备等进行考虑，统一的具体指标很难确定。其临床适应证见图 3-1。

二、机械通气的常用通气模式

现代呼吸机大多采用正压通气,其原理为呼吸机在吸气相给予一正压,呼气相该正压消失,胸廓依赖弹性回缩力将肺内气体呼出。正压通气常用的工作模式有控制通气(control mode ventilation,CMV)、辅助通气(assist mechanical ventilation,AMV)、辅助-控制通气(assist-controlmode ventilation,A-CV)、间歇强制通气(intermittent mandatory ventilation,IMV)等。

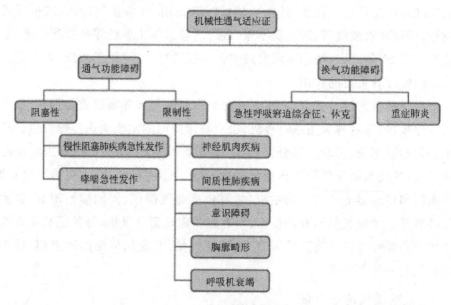

图 3-1　机械通气的适应证

三、呼吸机与人体的连接方式

为保证呼吸机正常工作,呼吸机须与人体连接,常见的连接方式见表 3-3。

四、机械通气的临床并发症

机械通气在改善通气和换气的同时,由于形成反常气道内正压通气,建立人工气道,长期高浓度吸氧和呼吸机应用等容易引起一系列并发症,应引起临床医师的高度重视,并及时处理。临床常见的并发症如下。

(一)人工气道并发症

包括导管易位、气道损伤、人工气道梗阻、气道出血、气管切开道口感染、出血、空气栓塞、皮下气肿和纵隔气肿。

表 3-3 常见的呼吸机连接方式

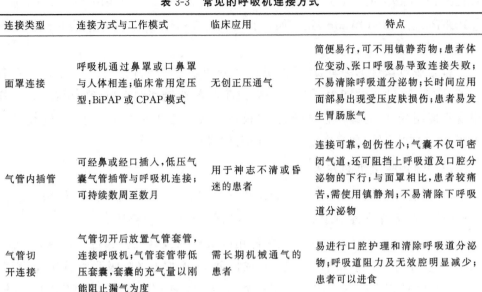

连接类型	连接方式与工作模式	临床应用	特点
面罩连接	呼吸机通过鼻罩或口鼻罩与人体相连;临床常用定压型;BiPAP 或 CPAP 模式	无创正压通气	简便易行,可不用镇静药物;患者体位变动、张口呼吸导致连接失败;不易清除呼吸道分泌物;长时间应用面部易出现受压皮肤损伤;患者易发生胃肠胀气
气管内插管	可经鼻或经口插入,低压气囊气管插管与呼吸机连接;可持续数周至数月	用于神志不清或昏迷的患者	连接可靠,创伤性小;气囊不仅可密闭气道,还可阻挡上呼吸道及口腔分泌物的下行;与面罩相比,患者较痛苦,需使用镇静剂;不易清除下呼吸道分泌物
气管切开连接	气管切开后放置气管套管,连接呼吸机;气管套管带低压套囊,套囊的充气量以刚能阻止漏气为度	需长期机械通气的患者	易进行口腔护理和清除呼吸道分泌物;呼吸道阻力及无效腔明显减少;患者可以进食

(二)正压通气相关并发症

包括呼吸机相关肺损伤、呼吸机相关肺炎氧中毒、呼吸机相关的膈肌功能不全。

(三)肺外器官功能的影响

包括低血压与休克、心律失常、肾功能不全、消化系统功能不全、精神障碍、颅内压增高。

五、机械通气的监护和呼吸机的停用

(一)机械通气的监护

患者给予机械通气后应监测患者的临床反应,密切观察患者是否有烦躁、意识障碍、惊厥等表现,密切监护患者体温、心率、心律、血压、心电图和尿量的变化,同时结合患者的病情变化及时对呼吸机参数进行调整。

(二)停用呼吸机的标准

机械通气治疗后患者病情改善、呼吸功能逐渐恢复,应考虑停用呼吸机,延迟脱机将增加机械通气的并发症和医疗费用。符合下述标准可考虑停用:①所需机械通气治疗的基础疾病或创伤已稳定或得到明显改善;②败血症已得到控制;③心血管功能基本稳定,心脏指数 > 2 L/(min·m^2);④通气量

<180 mL/(kg·min);⑤吸氧浓度$<40\%$,$PaO_2>8.0$ kPa(60 mmHg);⑥PEEP$\leqslant2.0$ kPa(15 mmHg),如>2.0 kPa(15 mmHg)则不可能成功地停用呼吸机。

符合脱机条件的患者,应开始进行 3 分钟自主呼吸试验(SBT),以评估患者是否具有自主呼吸的能力。在 3 分钟 SBT 期间应密切观察患者的生命体征,若患者不能耐受,应立即停止试验,转为机械通气。若 3 分钟 SBT 通过,继续自主呼吸 30～120 分钟,如患者能够耐受应考虑脱机。

(三)停用呼吸机的方法

(1)短暂停机试验法:开始每天停用 3～5 次,每次 5～10 分钟,停用时观察一般情况,如无异常逐渐增加停用次数和时间,直到完全停用。

(2)IMV 法:IMV 通气模式是为停用呼吸机而设计的。通过逐渐降低 IMV 频率,使自主呼吸次数增加,在呼吸机的协助下,增加患者呼吸肌肉活动量,使患者在体力及精神上得到支持,待 IMV 频率降至 2 次/分,且患者呼吸平稳、血气大致正常时,即可停用呼吸机。

(3)"T"形管法:在气管套管上连接一个"T"形管,可保证局部氧环境的稳定,气源流量为 10 L/min,贮气管至少有 120 mL 的容量,即可保证 50% 的吸氧浓度。此法可用于机械通气时吸氧浓度已降到 40% 以下的患者。

长期机械通气患者应采用逐步降低机械通气水平和逐步延长自主呼吸时间的脱机策略。

(四)拔管

停用呼吸机之后,可继续让患者通过气管插管或气管切开套管吸入含一定氧浓度的湿化、加温的气体,同时观察一般情况、血气分析指标以证实患者不再需要机械通气治疗,即可拔管。对停用呼吸机无困难者只需观察 1 小时左右,但长期通气治疗的患者,停用呼吸机后需观察 24 小时以上。

第三节 脱 敏 疗 法

脱敏疗法又称减敏疗法、特异性免疫治疗。1997 年 WHO 提出了特异性变态反应疫苗治疗(specific allergy vaccination,SAV)的新概念。SAV 是过敏性疾病患者经过临床检查确定变应原后,将该变应原制成变应原提取液并配制成不同浓度的制剂,经反复注射或通过其他给药途径与患者反复接触,剂量由小到大,浓度由低到高,促使体内产生相应的抗体,从而提高患者对该种变应原的耐受性,当再次接触此种变应原时,不再产生过敏现象或过敏现象减轻。1997 年日内瓦 WHO 变应原免疫治疗工作组会议公布了 WHO 立场文件,成为全球变态反应疾病的治疗指南。会议把变应原浸液改称为变应原疫苗,纳入药品管理和注册范围。1997 年柏林国际变态反应研讨会明确指出了 SAV 的适应证、开始治疗的最好时机和疗程。由于采用高纯度、高免疫原性和低变应原性的标准化变应原制剂,加上治疗方法的改进及非注射途径的应用,提高了 SAV 的疗效和安全性,成为目前哮喘病缓解期治疗的重要措施之一。

一、SAV 的适应证

SAV 是迄今为止对过敏性疾病进行病因治疗的最直接方法,主要用于过敏性哮喘、过敏性鼻炎、花粉症、过敏性皮肤病和蜂毒过敏症等Ⅰ型变态反应性疾病的防治。大多数变态反应学家认为 SAV 的适应证应该和长期预防性用药的适应证是相同的,即缓解期的抗感染治疗(包括吸入糖皮质激素或色甘酸钠等)与 SAV 可同步进行。辅助 SAV 可以改变包括哮喘病在内的Ⅰ型变态反应疾病的自然病程。由于过敏性哮喘、过敏性鼻炎等过敏性疾病诱因多,特别是许多吸入性变应原很难避免,因此,SAV 具有更广泛的适应证。

(1)证实为 IgE 介导并已明确变应原的支气管哮喘患者,特别是一些难以避免的变应原所诱发的哮喘患者,应早期进行 SAV。

(2)哮喘的早期阶段,此时尚未发生气道不可逆性损伤,SAV 可以改变其自然病程,减轻气道慢性炎症症状,避免气道不可逆损伤。

(3)对于通过采用避免接触变应原措施或应用适当药物治疗后病情仍有进展或从过敏性鼻炎发展到哮喘的患者;过敏性鼻炎、过敏性鼻炎哮喘综合征和过敏性哮喘需每天用药物控制症状者和需常年预防用药者;通过吸入糖皮质激素和支气管解痉剂仍不能控制病情的哮喘患者等应考虑 SAV 治疗。

二、SAV 的治疗方案

SAV 治疗应根据病因、疾病的特点、患者的生理、病理情况,制订合理的治疗方案。常用的治疗方案有常规免疫疗法、季节前免疫疗法、突击免疫疗法;给药途径有注射、舌下含服和纳米脱敏治疗。突击免疫疗法与常规免疫治疗相比,在注射次数相同的情况下,疗效比常规治疗组优越或相似,缩短了疗程。治疗方案中最主要的是确定起始注射浓度。治疗方法有 2 种，根据变应原皮试的反应结果确定法和终点滴定法。终点滴定法是根据首次皮试的结果选择不同的变应原种类和变应原浸液浓度再次进行皮试，通常以皮试结果转阴的最高浓度作为起始注射浓度。

舌下含服脱敏治疗是将诱发过敏的物质（如尘螨活性蛋白）制成不同浓度的脱敏液，用患者能适应的小剂量每天给药，将脱敏滴剂滴于舌下，使其慢慢吸收，1～3 分钟后咽下，逐渐增大剂量，达到维持水平后持续足够时间，以提高患者的耐受力。舌下含服脱敏治疗已确定有效，并获得 WHO 认可，在欧美等发达国家得到大力推广。舌下含服脱敏治疗的突出优点是使用方便，患者可以在家中自己服用，免去注射治疗带来的痛苦和恐惧感，并且更为安全。

纳米脱敏治疗通过向外用贴片包裹的多种变应原干粉中加入 TiO_2（二氧化钛）纳米微晶并配以远红外垫圈的方式来达到治疗目的，TiO_2 纳米微晶在光和远红外线的催化下，能有效分解变应原干粉中的有机物，产生游离小分子抗原；同时 TiO_2 纳米微晶在光催化下又能分解皮肤角质层蛋白，使上皮组织间隙增大，有利于促进小分子抗原连续不断并最大限度地渗透皮肤进入人体。机体在这些抗原的长期连续刺激下逐渐产生免疫耐受，再接触变应原不产生反应，从而达到机体完全脱敏的目的。

三、注意事项

（1）脱敏注射应严格执行无菌操作。皮下注射，严防脱敏液直接进入静脉，以免产生强烈反应。

（2）选用标准化的符合各项技术要求的脱敏抗原。

（3）脱敏抗原应置于 4～8 ℃冰箱内保存；每次使用前应做检查，如有沉淀、混浊等情况，应马上更换新药。

（4）如注射后有较重反应或正遇患者病情发作，可以推迟注射日程，待好转后继续注射。

（5）终止注射 2 周以上再注射，剂量应较上次降低，为本次疗程初始剂量继续注射；终止 1 个月以上，再次注射应降低 1 个浓度级；终止 2 个月以上，应以初始浓度进行注射。

（6）出现局部症状时，下次脱敏时应维持原量或适当减少剂量。

（7）脱敏治疗期尽量避免应用皮质类固醇药物，因其可抑制抗体合成。

（8）注意禁忌证，对于以下情况不主张使用 SAV：①重度哮喘者；②合并慢性支气管炎、阻塞性肺气肿者;③病情不稳定者;④孕妇,合并妊娠的患者一般不主张开始 SAV,但怀孕前已进行 SAV,可不必停药;⑤合并严重自身免疫性疾病或恶性肿瘤的患者,如患者伴有结缔组织疾病、自身免疫性疾病、淋巴组织增生性疾病等较为严重的免疫性疾病时禁忌使用;⑥合并高血压、冠心病及用 β 受体阻断药治疗者禁忌使用;⑦缺乏依从性的患者不宜使用。

综上所述,进行 SAV 应严格掌握适应证和禁忌证,综合评价疗效与不良反应,选择合适的患者达到最佳治疗效果,并避免严重不良反应的出现。

第四节　康复治疗

慢性呼吸系统疾病包括慢性阻塞性肺疾病、弥漫性间质性肺炎、支气管扩张、支气管哮喘和肺结核等,这些疾病随着病情的进展,肺功能呈进行性下降,当肺功能损害到一定程度后,会出现以呼吸困难为主的呼吸道症状,逐渐并发肺心病和呼吸衰竭,严重影响患者的生活质量,其致残率、致死率较高。慢性呼吸疾病已经成为我国城市人口的第四大杀手、农村第一杀手,成为我国四大慢性病之一,国家卫生健康委员会因此把慢性呼吸疾病列为重点防控的慢性病之一。

康复治疗是促进受伤患者和残疾人身心功能康复的手段,常与药物治疗、手术疗法等临床治疗综合进行,是一种重要的治疗手段。康复治疗可以减少慢性呼吸疾病的急性发作次数,减轻肺功能的损害,延缓肺功能的下降,提高患者的生活质量,降低致残率、致死率。

呼吸康复治疗包括呼吸生理治疗、肌肉训练、营养支持、精神治疗与教育等多个方面。呼吸生理治疗包括帮助患者咳嗽,用力呼气以促进分泌物清除;使患者放松,进行缩唇呼吸及避免快速浅表的呼吸以帮助克服急性呼吸困难等措施。肌肉训练有全身性运动与呼吸肌锻炼,前者包括步行、登楼梯、踏车等,后者有腹式呼吸锻炼等。营养支持方面,应要求患者达到理想的体重,同时避免过高碳水化合物和过高热量摄入,以免产生过多二氧化碳。辅助治疗包括家庭氧疗、无创呼吸机通气减轻呼吸肌疲劳、雾化吸入等,其中无创通气治疗能解决慢性呼吸疾病肺功能差导致的呼吸肌肉疲劳,缓解呼吸困难,这是药物无法解决的。

一、精神治疗与教育

患者对慢性病的认识从心理上可分为以下 4 种类型。

（一）怀疑

患病初期患者不相信疾病的严重性，对医务人员的劝诫不以为然，经常否认自己的病史和不良生活习惯，治疗依从性较差。对这个阶段的患者一方面要经常讲解有关疾病的常识和及时治疗的重要性，另一方面积极采取预防和治疗措施，预防疾病的进展。

（二）悲观

患者认识到病情严重性后，悲观失望，加重了主观症状和体力活动的困难，过分依赖医师和药物，积极治疗的同时又担心费用。此时应教育患者适当参加一定的社会活动，进行康复治疗，积极预防感冒，减少急性发作次数。

（三）适应

患者能正确面对并认真执行康复计划和治疗措施。此时应引导患者继续正确的康复训练，增加预后效果。

（四）坚强

患者通过治疗，恢复了战胜疾病的信心，此时应拟订一个切实可行的康复计划，嘱患者坚持康复治疗，定期复查。对这类患者应给予肯定和鼓励。

二、康复医疗措施

（一）预防感冒

锻炼身体，增强抵抗力，可试用一些免疫调节剂，如气管炎菌苗、卡介苗提取物、流感疫苗等。感冒流行时避免外出。

（二）家庭氧疗

慢性低氧血症患者，有条件时进行家庭氧疗，氧浓度控制在 $1\sim2$ L/min，每天吸入 15 小时以上（吸入时间短时效果差）。

（三）排痰

如无心力衰竭者可多饮水，稀化痰液，或服用祛痰药物和吸入支气管扩张剂等。可采取有效咳嗽方式（例如坐在床边，两腿下垂，手扶床边或桌子上），也可请家属用"空心拳"轻拍胸背。

（四）呼吸方式训练

1.缩唇呼气法

患者呼气时将口唇缩小些，以延长呼气时间，增加口腔压力，压力传至末梢气道,避免小气道过早关闭而减少肺泡内"气陷",减轻肺充气过度。此外,还可在练习后减少呼吸频率,增加潮气量,从而改善肺泡有效通气量。

2.腹式呼吸法(即膈肌运动锻炼)

方法是平卧在床上,一只手平放在上胸部,另一只手放在腹部脐周,让腹肌放松,平静缓慢地进行腹式呼吸运动。吸气时放在腹部的手感到向上抬,而胸部无明显移动感(呼气时腹移动相反)即证明是腹式呼吸。每天由数分钟起开始锻炼,逐步加长时间,久之便不自觉地习惯于腹式呼吸。腹式呼吸法有效的标志:①呼吸频率下降;②潮气量增加;③肺泡通气量增加;④功能残气量减少;⑤咳嗽、咳痰能力增强。

3.器械应用

可用专门器械训练呼吸肌能力和耐力,也可用"体外电膈肌起搏仪"增加膈肌肌力。

(五)戒烟

戒烟是保护肺功能的第一步,鼓励患者戒烟,和患者或其家属制订戒烟协议,帮助患者成功戒烟。

(六)体育锻炼

坚持适量的有氧运动,循序渐进,病重者可在床上进行全身肌肉松弛锻炼,包括头颈、四肢、胸腹肌肉,分别活动。如尚能起床活动,可按体力情况,进行太极拳或散步等运动。平时喜欢骑车者,仍可骑车代步。

实践证明,通过呼吸康复治疗可以明显减少患者因病情急性加重而住院的次数,减少住院天数和医疗费用。

第四章 感染性疾病

第一节 急性上呼吸道感染

急性上呼吸道感染是鼻腔、咽或喉部急性炎症的概称。患者不分年龄、性别、职业和地区。全年皆可发病,冬春季节多发,可通过含有病毒的飞沫或被污染的用具传播,多数为散发性,但常在气候突变时流行。由于病毒的类型较多,人体对各种病毒感染后产生的免疫力较弱且短暂,并且无交叉免疫,同时在健康人群中有病毒携带者,故一个人一年内可有多次发病。

急性上呼吸道感染 70%～80% 由病毒引起,主要有流感病毒(甲、乙、丙型)、副流感病毒、呼吸道合胞病毒、腺病毒、鼻病毒、埃可病毒、柯萨奇病毒、麻疹病毒、风疹病毒等。细菌感染可直接或继病毒感染之后发生,以溶血性链球菌为多见,其次为流感嗜血杆菌、肺炎链球菌和葡萄球菌等,偶见革兰阴性杆菌。其感染的主要表现为鼻炎、咽喉炎或扁桃体炎。

当有受凉、淋雨、过度疲劳等诱发因素,使全身或呼吸道局部防御功能降低时,原已存在于上呼吸道或从外界侵入的病毒或细菌可迅速繁殖,引起本病,尤其是老幼体弱或有慢性呼吸道疾病,如鼻旁窦炎、扁桃体炎、慢性阻塞性肺疾病患者更易罹患。

本病不仅具有较强的传染性,而且可引起严重并发症,应积极防治。

一、诊断标准

根据病史、流行情况、鼻咽部发生的症状和体征,结合外周血常规检查和胸部X线检查可作出临床诊断。进行细菌培养和病毒分离,或病毒血清学检查、免疫荧光法、酶联免疫吸附法、血凝抑制试验等,可以确定病因诊断。

(一)临床表现

根据病因不同,临床表现可有不同的类型。

1.普通感冒

普通感冒俗称"伤风",又称急性鼻炎或上呼吸道卡他,以鼻咽部卡他症状为主要表现。成人多由鼻病毒引起,其次为副流感病毒、呼吸道合胞病毒、埃可病毒、柯萨奇病毒等。本病起病较急,初期有咽干、咽痒或烧灼感,发病同时或数小时后,可有打喷嚏、鼻塞、流清水样鼻涕,2~3天后变黏稠。可伴咽痛,有时由于耳咽管炎听力减退,也可出现流泪、味觉迟钝、呼吸不畅、声嘶、轻微咳嗽等。一般无发热及全身症状,或仅有低热、不适、轻度畏寒和头痛。检查可见鼻腔黏膜充血、水肿、有分泌物,咽部轻度充血。如无并发症,一般5~7天后痊愈。

2.流行性感冒

流行性感冒简称"流感",由流行性感冒病毒引起。潜伏期1~2天,最短数小时,最长3天。起病多急骤,症状变化很多,主要以全身中毒症状为主,呼吸道症状轻微或不明显。临床表现和轻重程度差异颇大。

(1)单纯型:最为常见,先有畏寒或寒战、发热,继之全身不适、腰背发酸、四肢疼痛、头昏、头痛。部分患者可出现食欲缺乏、恶心、便秘等消化道症状。发热可高达40℃,一般持续2~3天。大部分患者有程度不同的打喷嚏、鼻塞、流涕、咽痛、干咳或伴有少量黏液痰,有时有胸骨后烧灼感、紧压感或疼痛。年老体弱的患者,症状消失后体力恢复慢,常感软弱无力、多汗,咳嗽可持续1~2周或更长。体格检查:患者可呈重病容,衰弱无力,面部潮红,皮肤上偶有类似麻疹、猩红热、荨麻疹样皮疹,软腭上有时有点状红斑,鼻咽部充血水肿。本型中轻者,全身和呼吸道症状均不显著,病程仅1~2天,颇似一般感冒,单从临床表现颇难确诊。

(2)肺炎型:本型常发生在两岁以下的小儿,或原有慢性基础疾病,如二尖瓣狭窄、肺源性心脏病、免疫力低下及孕妇、年老体弱者。其特点是在发病后24小时内可出现高热、烦躁、呼吸困难、咯血痰和明显发绀。全肺可有呼吸音减低、湿啰音或哮鸣音,但无肺实变体征。X线检查可见双肺广泛小结节性浸润,近肺门较多,肺周围较少。上述症状可进行性加重,抗生素治疗无效。病程1周至1个月余,大部分患者可逐渐恢复,也可因呼吸、循环衰竭在5~10天内死亡。

(3)中毒型:较少见。肺部体征不明显,具有全身血管系统和神经系统损害,有时可有脑炎或脑膜炎表现。临床表现为高热不退、神志昏迷,成人常有谵妄,儿童可发生抽搐。少数患者由于血管神经系统紊乱或肾上腺出血,导致血压下降或休克。

(4)胃肠型:主要表现为恶心、呕吐和严重腹泻,病程 2～3 天,恢复迅速。

3.以咽炎为主要表现的感染

(1)病毒性咽炎和喉炎:由鼻病毒、腺病毒、流感病毒、副流感病毒及肠病毒、呼吸道合胞病毒等引起。临床特征为咽部发痒和灼热感,疼痛不持久,也不突出。当有吞咽疼痛时,常提示有链球菌感染,咳嗽少见。急性喉炎多由流感病毒、副流感病毒及腺病毒等引起,临床特征为声嘶、讲话困难、咳嗽时疼痛,常有发热、咽炎或咳嗽。体检可见喉部水肿、充血,局部淋巴结轻度肿大和触痛,可闻及喘鸣音。

(2)疱疹性咽峡炎:常由柯萨奇病毒 A 引起,表现为明显咽痛、发热,病程约为 1 周。检查可见咽充血,软腭、悬雍垂、咽及扁桃体表面有灰白色疱疹及浅表溃疡,周围有红晕。其多于夏季发病,多见于儿童,偶见于成人。

(3)咽结膜热:主要由腺病毒、柯萨奇病毒等引起。临床表现有发热、咽痛、畏光、流泪、咽及结膜明显充血。病程 4～6 天,常发生于夏季,游泳中传播。儿童多见。

(4)细菌性咽-扁桃体炎:多由溶血性链球菌引起,其次为流感嗜血杆菌、肺炎链球菌、葡萄球菌等。起病急,有明显咽痛、畏寒、发热、体温可达 39 ℃以上。检查可见咽部明显充血,扁桃体肿大、充血,表面有黄色点状渗出物,颌下淋巴结肿大、压痛,肺部无异常体征。

(二)实验室检查

1.血常规

病毒性感染,白细胞计数多为正常或偏低,淋巴细胞比例升高。细菌感染者白细胞计数和中性粒细胞数增多及核左移。

2.病毒和病毒抗原的测定

视需要可用免疫荧光法、酶联免疫吸附法、血清学诊断和病毒分离鉴定,以判断病毒的类型,区别病毒和细菌感染。细菌培养可判断细菌类型和进行药物敏感试验。

3.血清降钙素原(PCT)测定

有条件的单位可检测血清 PCT,有助于鉴别病毒性和细菌性感染。

二、治疗原则

上呼吸道感染目前尚无特殊抗病毒药物,通常以对症处理、休息、忌烟、多饮水、保持室内空气流通、防治继发细菌感染为主。

(一)对症治疗

可选用含有解热镇痛、减少鼻咽充血和分泌物、镇咳的抗感冒复合剂或中成药,如对乙酰氨基酚、双酚伪麻片、美扑伪麻片、银翘解毒片等。儿童忌用阿司匹林或含阿司匹林药物及其他水杨酸制剂,因为此类药物与流感的肝脏和神经系统并发症(瑞氏综合征)相关,偶可致死。

(二)支持治疗

休息、多饮水、注意营养,饮食要易于消化,特别儿童和老年患者更应重视。密切观察和监测并发症,抗生素仅在明确或有充分证据提示继发细菌感染时有应用指征。

(三)抗流感病毒药物治疗

现抗流感病毒药物有 2 类:离子通道 M_2 阻滞剂和神经氨酸酶抑制剂。其中 M_2 阻滞剂只对甲型流感病毒有效,治疗患者中约有 30% 可分离到耐药毒株,而神经氨酸酶抑制剂对甲、乙型流感病毒均有很好作用,耐药发生率低。

1.离子通道 M_2 阻滞剂

金刚烷胺和金刚乙胺。

(1)用法和剂量,见表 4-1。

表 4-1　金刚烷胺和金刚乙胺用法和剂量

药名	年龄(岁)			
	1~9	10~12	13~16	≥65
金刚烷胺	5 mg/(kg·d)(最高 150 mg/d),分 2 次	100 mg, 每天 2 次	100 mg, 每天 2 次	≤100 mg/d
金刚乙胺	不推荐使用	不推荐使用	100 mg, 每天 2 次	100 mg/d 或 200 mg/d

(2)不良反应:金刚烷胺和金刚乙胺可引起中枢神经系统和胃肠道不良反应。中枢神经系统不良反应有神经质、焦虑、注意力不集中和轻微头痛等,其中金刚烷胺较金刚乙胺的发生率高。胃肠道反应主要表现为恶心和呕吐,这些不良反应一般较轻,停药后大多可迅速消失。

(3)肾功能不全患者的剂量调整:金刚烷胺的剂量在肌酐清除率 ≤50 mL/min 时酌情减少,并密切观察其不良反应,必要时可停药,血液透析对金刚烷胺清除的影响不大。肌酐清除率<10 mL/min 时,金刚乙胺推荐减为

100 mg/d。

2.神经氨酸酶抑制剂

目前有 2 个品种,即奥司他韦和扎那米韦。

(1)用法和剂量。①奥司他韦:成人 75 mg,每天 2 次,连服 5 天,应在症状出现 2 天内开始用药。儿童用法见表 4-2,1 岁以内不推荐使用。②扎那米韦:6 岁以上儿童及成人剂量均为每次吸入 10 mg,每天 2 次,连用 5 天,应在症状出现 2 天内开始用药。6 岁以下儿童不推荐作用。

表 4-2　儿童奥司他韦用量(mg)

药名	体重(kg)			
	≤15	16~23	24~40	>40
奥司他韦	30	45	60	75

(2)不良反应:奥司他韦不良反应少,一般为恶心、呕吐等消化道症状,也有腹痛、头痛、头晕、失眠、咳嗽、乏力等不良反应的报道。扎那米韦吸入后最常见的不良反应有头痛、恶心、咽部不适、眩晕、鼻出血等。个别哮喘和慢性阻塞性肺疾病(COPD)患者使用后可出现支气管痉挛和肺功能恶化。

(3)肾功能不全的患者无须调整扎那米韦的吸入剂量。对肌酐清除率 <30 mL/min 的患者,奥司他韦减量至 75 mg,每天 1 次。

(四)抗生素治疗

通常不需要抗生素治疗。如有细菌感染,可根据病原菌选用敏感的抗生素。经验用药,常选青霉素、第一代和第二代头孢菌素、大环内酯类或氟喹诺酮类。

第二节　慢性支气管炎

慢性支气管炎是由感染或非感染因素引起气管、支气管黏膜及其周围组织的慢性非特异性炎症。临床上以慢性咳嗽、咳痰或气喘为主要症状。疾病不断进展,可并发阻塞性肺气肿、肺源性心脏病,严重影响患者健康。

一、病因和发病机制

病因尚未完全清楚,一般认为是多种因素长期相互作用的结果,这些因素可分为外因和内因两个方面。

(一)吸烟

大量研究证明吸烟与慢性支气管炎的发生有密切关系。吸烟时间越长,量越多,患病率也越高。戒烟可使症状减轻或消失,使病情缓解,甚至痊愈。

(二)理化因素

理化因素包括刺激性烟雾、粉尘、大气污染(如二氧化硫、二氧化氮、氯气、臭氧等)的慢性刺激。这些有害气体的接触者慢性支气管炎患病率远较不接触者为高。

(三)感染因素

感染是慢性支气管炎发生、发展的重要因素,病毒感染以鼻病毒、黏液病毒、腺病毒和呼吸道合胞病毒为多见。细菌感染常继发于病毒感染之后,如肺炎链球菌、流感嗜血杆菌等。这些感染因素造成气管、支气管黏膜的损伤和慢性炎症。感染虽与慢性支气管炎的发病有密切关系,但目前尚无足够证据说明为首发病因,只认为其是慢性支气管炎的继发感染和加剧病变发展的重要因素。

(四)气候

慢性支气管炎发病及急性加重常见于冬天寒冷季节,尤其是在气候突然变化时。寒冷空气可以刺激腺体,增加黏液分泌,使纤毛运动减弱,黏膜血管收缩,容易引起继发感染。

(五)过敏因素

过敏因素主要与喘息性支气管炎的发生有关。在患者痰液中嗜酸性粒细胞数量与组胺含量都有增高倾向,说明部分患者病因与过敏因素有关。尘埃、尘螨、细菌、真菌、寄生虫、花粉及化学气体等,都可以成为过敏因素而致病。

(六)呼吸道局部免疫功能减低及自主神经功能失调

该症状为慢性支气管炎发病提供内在的条件。老年人常因呼吸道的免疫功能减退,免疫球蛋白的减少,呼吸道防御功能退化等导致患病率较高。副交感神经反应增高时,微弱刺激即可引起支气管收缩痉挛,分泌物增多,而产生咳嗽、咳痰、气喘等症状。

综上所述,当机体抵抗力减弱时,呼吸道在不同程度易感性的基础上,有一种或多种外因的存在,长期反复作用,可发展成为慢性支气管炎。如长期吸烟损害呼吸道黏膜,加上微生物的反复感染,可发生慢性支气管炎。

二、病理

由于炎症反复发作,引起上皮细胞变性、坏死和鳞状上皮化生,纤毛变短,参差不齐或稀疏脱落。黏液腺泡明显增多,腺管扩张,杯状细胞也明显增生。支气管壁有各种炎性细胞浸润、充血、水肿和纤维增生。支气管黏膜发生溃疡,肉芽组织增生,严重者支气管平滑肌和弹性纤维也遭破坏以致机化,引起管腔狭窄。

三、临床表现

(一)症状

起病缓慢,病程长,常因反复急性发作而逐渐加重。主要表现为慢性咳嗽、咳痰、喘息。开始症状轻微,气候变冷或感冒时,则引起急性发作,这时患者咳嗽、咳痰、喘息等症状加重。

1.咳嗽

支气管黏膜充血、水肿或分泌物积聚于支气管腔内而引起咳嗽。咳嗽严重程度视病情而定,一般晨间和晚间睡前咳嗽较重,有阵咳或排痰,白天则较轻。

2.咳痰

痰液一般为白色黏液或浆液泡沫性,偶可带血。起床后或体位变动可刺激排痰,因此,常以清晨排痰较多。急性发作伴有细菌感染时,则变为黏液脓性,咳嗽和痰量也随之增加。

3.喘息或气急

喘息性慢性支气管炎可有喘息,常伴有哮鸣音。早期无气急。反复发作数年,并发阻塞性肺气肿时,可伴有轻重程度不等的气急,严重时生活难以自理。

(二)体征

早期可无任何异常体征。急性发作期可有散在的干、湿性啰音,多在背部及肺底部,咳嗽后可减少或消失。喘息型可听到哮鸣音及呼气延长,而且不易完全消失。并发肺气肿时有肺气肿体征。

四、实验室和其他检查

(一)X线检查

早期可无异常。病变反复发作,可见两肺纹理增粗、紊乱,呈网状或条索状、斑点状阴影,下肺野较明显。

(二)呼吸功能检查

早期常无异常。如有小呼吸道阻塞,最大呼气流速-容积曲线在 75％ 和 50％肺容量时,流量明显降低,它比第 1 秒用力呼气容积更为敏感。发展到呼吸道狭窄或有阻塞时,常有阻塞性通气功能障碍的肺功能表现,如第 1 秒用力呼气容积占用力肺活量(FVC)的比值减少(＜70％),最大通气量减少(低于预计值的80％);流速-容积曲线减低更为明显。

(三)血液检查

急性发作期或并发肺部感染时,可见白细胞计数及中性粒细胞增多。喘息型患者嗜酸性粒细胞可增多。缓解期多无变化。

(四)痰液检查

涂片或培养可见致病菌。涂片中可见大量中性粒细胞、已破坏的杯状细胞,喘息型患者常见较多的嗜酸性粒细胞。

五、诊断和鉴别诊断

(一)诊断标准

根据咳嗽、咳痰或伴喘息,每年发病持续 3 个月,连续 2 年或以上,并排除其他引起慢性咳嗽的心、肺疾病,可作出诊断。如每年发病持续不足 3 个月,而有明确的客观检查依据(如 X 线检查、呼吸功能等)也可诊断。

(二)分型、分期

1.分型

可分为单纯型和喘息型两种。单纯型的主要表现为咳嗽、咳痰;喘息型患者除有咳嗽、咳痰外尚有喘息,伴有哮鸣音,喘鸣在阵咳时加剧,睡眠时明显。

2.分期

本病按病情进展可分为 3 期。

(1)急性发作期是指 1 周内"咳""痰""喘"等症状任何一项明显加剧,痰液量明显增加并出现脓性或黏液脓性痰,或伴有发热等炎症表现。

(2)慢性迁延期是指有不同程度的"咳""痰""喘"症状迁延 1 个月以上。

(3)临床缓解期是指经治疗或临床缓解,症状基本消失或偶有轻微咳嗽少量痰液,保持2 个月以上。

(三)鉴别诊断

慢性支气管炎需与下列疾病相鉴别。

1.支气管哮喘

本病常于幼年或青年突然起病,一般无慢性咳嗽、咳痰史,以发作性、呼气性呼吸困难为特征。发作时两肺布满哮鸣音,缓解后可无症状。常有个人或家族过敏性疾病史。喘息型慢性支气管炎多见于中、老年人,一般以咳嗽、咳痰伴发喘息及哮鸣音为主要症状,感染控制后症状多可缓解,但肺部可听到哮鸣音。典型病例不难区别,但哮喘并发慢性支气管炎和(或)肺气肿则难以区别。

2.咳嗽变异性哮喘

其以刺激性咳嗽为特征,常由受到灰尘、油烟、冷空气等刺激而诱发,患者多有家族史或过敏史。抗生素治疗无效,支气管激发试验阳性。

3.支气管扩张

其具有咳嗽、咳痰反复发作的特点,合并感染时有大量脓痰,或反复咯血。肺部以湿啰音为主,可有杵状指(趾)。X线检查常见下肺纹理粗乱或呈卷发状。支气管造影或CT检查可以鉴别。

4.肺结核

患者多有发热、乏力、盗汗、消瘦等结核中毒症状,咳嗽、咯血等局部症状。经X线检查和痰结核菌检查可以明确诊断。

5.肺癌

患者年龄常在40岁以上,有多年吸烟史,发生刺激性咳嗽,常有反复发生或持续的血痰,或者慢性咳嗽性质发生改变。X线检查可发现有块状阴影或结节状影或阻塞性肺炎。用抗生素治疗后,未能完全消散,应考虑肺癌的可能,痰脱落细胞检查或经纤维支气管镜活检一般可明确诊断。

6.肺尘埃沉着病

患者有粉尘等职业接触史。X线检查肺部可见硅结节,肺门阴影扩大及网状纹理增多,可作出诊断。

六、治疗

在急性发作期和慢性迁延期应以控制感染和祛痰、镇咳为主。伴发喘息时,应予解痉平喘治疗。临床缓解期宜加强锻炼,增强体质,提高机体抵抗力,以预防复发为主。

(一)急性发作期的治疗

1.控制感染

根据致病菌和感染严重程度或药敏试验结果选择抗生素。轻者可口服,较重患者用肌内注射或静脉滴注抗生素。常用的有喹诺酮类、头孢菌素类、大环内酯类、β内酰胺类或磺胺类。如左氧氟沙星 0.4 g,1 次/天;罗红霉素 0.3 g,2 次/天;阿莫西林 2~4 g/d,分 2~4 次口服;头孢呋辛 1.0 g/d,分 2 次口服;复方磺胺甲噁唑 2 片,2 次/天。能单独应用窄谱抗生素者应尽量避免使用广谱抗生素,以免二重感染或产生耐药菌株。

2.祛痰、镇咳

祛痰、镇咳药可改善患者症状,迁延期仍应坚持用药。可选用氯化铵合剂 10 mL,3 次/天;也可加用溴己新 8~16 mg,3 次/天;盐酸氨溴索 30 mg,3 次/天。干咳则可选用镇咳药,如右美沙芬、那可丁等。中成药镇咳也有一定效果。对年老体弱无力咳痰者或痰量较多者,更应以祛痰为主,协助排痰,畅通呼吸道。应避免应用强的镇咳药,如可卡因等,以免抑制中枢,加重呼吸道阻塞和炎症,导致病情恶化。

3.解痉、平喘

解痉、平喘药主要用于喘息明显的患者,常选用氨茶碱 0.1 g,3 次/天,或用茶碱控释药;也可用特布他林、沙丁胺醇等 β_2 激动药加糖皮质激素吸入。

4.气雾疗法

对于痰液黏稠不易咳出的患者,雾化吸入可稀释气管内的分泌物,有利于排痰。目前主要用超声雾化吸入,吸入液中可加入抗生素及痰液稀释药。

(二)缓解期治疗

(1)加强锻炼,增强体质,提高免疫功能,加强个人卫生,注意预防呼吸道感染,如感冒流行季节避免到拥挤的公共场所,出门戴口罩等。

(2)避免各种诱发因素的接触和吸入,如戒烟、脱离接触有害气体的工作岗位等。

(3)反复呼吸道感染者可试用免疫调节药或中医中药治疗,如卡介苗、多糖核酸、胸腺素等。

第三节　病毒性肺炎

病毒性肺炎是由不同种类病毒侵犯肺脏引起的肺部炎症,通常是由于上呼吸道病毒感染向下呼吸道蔓延所致。临床主要表现为发热、头痛、全身酸痛、干咳等。本病一年四季均可发生,但冬春季更为多见。肺炎的发生除与病毒的毒力、感染途径及感染数量有关外,还与宿主年龄、呼吸道局部和全身免疫功能状态有关。通常小儿发病率高于成人,婴幼儿发病率高于年长儿童。据报道,在非细菌性肺炎中病毒性肺炎占 25%~50%,婴幼儿肺炎中约 60% 为病毒性肺炎。

一、流行病学

罹患各种病毒感染的患者为主要传染源,通常以空气飞沫传播为主,患者和隐性感染者说话、咳嗽、打喷嚏时可将病毒播散到空气中,易感者吸入后即可被感染。其次,通过被污染的食具、玩具及与患者直接接触也可引起传播。粪-口传播仅见于肠道病毒。此外,也可以通过输血和器官移植途径传播,在新生儿和婴幼儿中母婴间的垂直传播也是一条重要途径。

病毒性肺炎以婴幼儿和老年人多见,流感病毒性肺炎则好发于原有心肺疾病和慢性消耗性疾病患者。某些免疫功能低下者,如艾滋病患者、器官移植者,肿瘤患者接受大剂量免疫抑制剂、细胞毒药物及放射治疗时,病毒性肺炎的发生率明显升高。据报道,骨髓移植患者中约 50% 可发生弥漫性间质性肺炎,其中约半数为巨细胞病毒(CMV)所致。肾移植患者中约 30% 发生 CMV 感染,其中 40% 为 CMV 肺炎。

病毒性肺炎一年四季均可发生,但以冬春季节为多,流行方式多表现为散发或暴发。一般认为,在引起肺炎的病毒中以流感病毒最多见。根据近年来我国北京、上海、广州、河北、新疆等地区病原学监测,小儿下呼吸道感染中腺病毒和呼吸道合胞病毒引起者分别占第 1、2 位。北方地区发病率普遍高于南方,病情也比较严重。此外,近年来随着器官移植的广泛开展,CMV 肺炎的发生率有明显增高趋势。

二、病因

(一)流感病毒

流感病毒属正黏液病毒科,系单股 RNA 类病毒,有甲、乙、丙 3 型,流感病毒性肺炎多由甲型流感病毒引起,由乙型和丙型引起者较少。甲型流感病毒抗原变异比较常见,主要是血凝素和神经氨酸酶的变异。当抗原转变产生新的亚型时可引起大流行。

(二)腺病毒

腺病毒为无包膜的双链 DNA 病毒,主要在细胞核内繁殖,耐湿、耐酸、耐脂溶剂能力较强。现已分离出 41 个与人类有关的血清型,其中容易引起肺炎的有 3、4、7、11、14 和 21 型。我国以 3、7 型最为多见。

(三)呼吸道合胞病毒(RSV)

RSV 系具有包膜的单股 RNA 病毒,属副黏液病毒科肺病毒属,仅 1 个血清型。RSV 极不稳定,室温中两天内效价下降 100 倍,为下呼吸道感染的重要病原体。

(四)副流感病毒

副流感病毒属副黏液病毒科,与流感病毒一样,表面有血凝素和神经氨酸酶。与人类相关的副流感病毒分为 1、2、3、4 四型,其中 4 型又分为 A、B 两个亚型。在原代猴肾细胞或原代人胚肾细胞培养中可分离出本病毒。近年来,在我国北京和南方一些地区调查结果表明,引起婴幼儿病毒性肺炎的病原体排序中副流感病毒仅次于呼吸道合胞病毒和腺病毒,居第 3 位。

(五)麻疹病毒

麻疹病毒属副黏液病毒科,仅有 1 个血清型。电镜下呈球形或多形性。外壳小,突起中含血凝素,但无神经氨酸酶,故与其他副黏液病毒不同。该病毒在人胚和猴肾细胞中培养 5～10 天后可出现多核巨细胞和核内包涵体。本病毒经上呼吸道和眼结膜侵入人体引起麻疹。肺炎是麻疹最常见的并发症,也是引起麻疹患儿死亡的主要原因。

(六)水痘-带状疱疹病毒(VZV)

VZV 为双链 DNA 病毒,属疱疹病毒科,仅对人有传染性。其在外界环境中生存力很弱,可被乙醚灭活。该病毒在被感染的细胞核内增生,存在于患者疱疹的疱浆、血液及口腔分泌物中。接种人胚羊膜等组织内可产生特异性细胞病变,在细胞核内形成包涵体。成人水痘患者发生水痘肺炎的较多。

(七)鼻病毒

鼻病毒属微小核糖核酸病毒群,为无包膜单股 RNA 病毒,已发现 100 多个血清型。鼻病毒是人类普通感冒的主要病原,也可引起下呼吸道感染。

(八)巨细胞病毒(CMV)

CMV 属疱疹病毒科,系在宿主细胞核内复制的 DNA 病毒。CMV 具有很强的种族特异性。人的 CMV 只感染人。CMV 通常是条件致病原。除可引起肺炎外还可引起全身其他脏器感染。

此外,EB 病毒、冠状病毒及柯萨奇病毒、埃可病毒等也可引起肺炎,只是较少见。

三、发病机制与病理

病毒性肺炎通常是由于上呼吸道病毒感染向下蔓延累及肺脏的结果。正常人群感染病毒后并不一定发生肺炎，只有在呼吸道局部或全身免疫功能低下时才会发病。上呼吸道发生病毒感染时常损伤上呼吸道黏膜，屏障和防御功能下降，造成下呼吸道感染，甚至引起细菌性肺炎。

单纯病毒性肺炎的主要病理改变为细支气管及其周围炎和间质性肺炎。细支气管病变包括上皮破坏、黏膜下水肿，管壁和管周可见以淋巴细胞为主的炎性细胞浸润，在肺泡壁和肺泡间隔的结缔组织中有单核细胞浸润，肺泡水肿，被覆着含有蛋白和纤维蛋白的透明膜，使肺泡内气体弥散距离增大。严重时出现以细支气管为中心的肺泡组织片状坏死，在坏死组织周边可见包涵体。在由呼吸道合胞病毒、麻疹病毒、CMV 引起的肺炎患者的肺泡腔内还可见到散在的多核巨细胞。腺病毒性肺炎患者常可出现肺实变，以左下叶最多见，实质以外的肺组织可有明显过度充气。

继发细菌性肺炎时肺泡腔可见大量的以中性粒细胞为主的炎性细胞浸润。严重者可形成小脓肿，或形成纤维条索性、化脓性胸膜炎及广泛性出血。

四、临床表现

病毒性肺炎通常起病缓慢，绝大部分患者开始时均有咽干、咽痛，其后是打喷嚏、鼻塞、流涕、发热、头痛、食欲减退、全身酸痛等上呼吸道感染症状，病变进一步向下发展累及肺脏，发生肺炎时则表现为咳嗽，多为阵发性干咳，并有气急、胸痛、持续高热的表现。此时体征尚不明显，有时可在下肺区闻及细湿啰音。病程多为2周左右，病情较轻。婴幼儿及免疫缺陷者罹患病毒性肺炎时病情多比较严重，除肺炎的一般表现外，还多有持续高热、剧烈咳嗽、血痰、气促、呼吸困难、发绀、心悸等表现。体检可见三凹征和鼻翼翕动。在肺部可闻及广泛的干、湿啰音和哮鸣音，也可出现急性呼吸窘迫综合征（ARDS）、心力衰竭、急性肾衰竭、休克。胸部 X 线检查主要为间质性肺炎，两肺呈网状阴影，肺纹理增粗、模糊。严重者两肺中下野可见弥漫性结节性浸润，但大叶性实变少见。胸部 X 线改变多在 2 周后逐渐消退，有时可遗留散在的结节状钙化影。

流感病毒性肺炎多见于流感流行时，慢性心肺疾病患者及孕妇为易感人群。起病前流感症状明显，多有高热，呼吸道症状突出，病情多比较严重，病程达 3～4 周，病死率较高。腺病毒感染所致肺炎表现为突然高热，体温达 39～40 ℃，呈稽留热，热程较长。半数以上患者出现呕吐、腹胀、腹泻，可能与腺病毒在肠道内繁殖有关。呼吸道合胞病毒性肺炎患者绝大部分为 2 岁以内儿童,多有一过性高热,喘憋症状明显。麻疹病毒性肺炎为麻疹并发症,起病初期多有上呼吸道感染症状,典型者表现为起病 2～3 天后,首先在口腔黏膜出现麻疹斑,大约 1～2 天后从耳后发际开始出皮疹,以后迅速扩展到颜面、颈部、躯干、四肢。麻疹肺炎可发生于麻疹的各个病期,但以出疹后一周内最多见。因此在患儿发疹期,尤其是疹后期发热持续不退,或退热后又发热,同时呼吸道症状加重,肺部出现干湿啰音,提示继发肺炎。水痘是由 VZV 引起的一种以全身皮肤水疱疹为主要表现的急性传染病。成人水痘并发肺炎较为常见。原有慢性疾病和(或)免疫功能低下者水痘并发肺炎的概率高。水痘肺炎多发生于水痘出疹后 1～6 天,表现为高热、咳嗽、血痰,两肺可闻及湿啰音和哮鸣音,很少有肺实变。

五、实验室检查

(一)血液及痰液检查

病毒性肺炎患者白细胞总数一般多正常,也可降低,血沉往往正常。继发细菌感染时白细胞总数增多和中性粒细胞增高。痰涂片所见的白细胞以单核细胞为主,痰培养多无致病细菌生长。

(二)病原学检查

1.病毒分离

由于呼吸道合胞病毒、流感病毒、单纯疱疹病毒等对外界温度特别敏感,故发病后应尽早用鼻咽拭子取材,或收集鼻咽部冲洗液、下呼吸道分泌物,取材后放置冰壶内尽快送到实验室。如有可能最好床边接种标本,通过鸡胚接种、人胚气管培养等方法分离病毒。上述方法可靠、重复性好、特异性强,但操作烦琐费时,对急性期诊断意义不大。但对流行病学具有重要作用。

2.血清学检查

血清学诊断技术包括补体结合试验、中和试验和血凝抑制试验等。比较急性期和恢复期双份血清抗体滴度,效价升高 4 倍或 4 倍以上即可确诊。本法主要为回顾性诊断,不适合早期诊断。采用急性期单份血清检测呼吸道合胞病毒、副流感病毒的特异性 IgM 抗体,其敏感性和特异性比较高,可作为早期诊断指标。

3.特异性快速诊断

(1)电镜技术:用于呼吸道合胞病毒、副流感病毒、单纯疱疹病毒及腺病毒的诊断。由于检查耗时、技术复杂、费用昂贵,故难以推广使用。

(2)免疫荧光技术:其敏感性和特异性均与组织培养相近。其呼吸道合胞病毒抗原检测的诊断准确率达70%～98.9%,具有快速、简便、敏感、特异性高等特点。

(3)酶联免疫吸附试验及酶标组化法:广泛用于检测呼吸道病毒抗原,既快速又简便。

4.包涵体检测

CMV感染时可在呼吸道分泌物,包括支气管肺泡灌洗液和经支气管肺活检标本中发现嗜酸性粒细胞核内和胞质内含包涵体的巨细胞,则可确诊。

六、诊断

病毒性肺炎的诊断主要依据是其临床表现及相关实验室检查。由于各型病毒性肺炎缺乏明显的特征,因而最后确诊往往需要凭借病原学检查结果。当然某些病毒原发感染有典型表现,如麻疹早期颊黏膜上的麻疹斑、水痘时典型皮疹均可为诊断提供重要依据。

七、鉴别诊断

主要需与细菌性肺炎进行鉴别。病毒性肺炎多见于小儿,常有流行,发病前多有上呼吸道感染和全身不适等前驱表现,外周血白细胞总数正常或偏低,分类中性粒细胞不高。而细菌性肺炎以成人多见,无流行性,白细胞总数及中性粒细胞明显增高。X线检查时病毒性肺炎以间质性肺炎为主,肺纹理增粗,而细菌性肺炎多以某一肺叶或肺段病变为主,显示密度均匀的片状阴影。中性粒细胞碱性磷酸酶试验、四唑氮盐还原试验、C反应蛋白水平测定及疫苗培养和病毒学检查均有助于两种肺炎的鉴别。需要注意的是呼吸道病毒感染基础上容易继发肺部细菌感染,其中以肺炎链球菌、金黄色葡萄球菌、流感嗜血杆菌及溶血性链球菌为多见,通常多发生于原有病毒感染热退1～4天后患者再度畏寒、发热,呼吸道症状加剧,咳嗽、咳黄痰、全身中毒症状明显。

此外病毒性肺炎尚需与病毒性上呼吸道感染、急性支气管炎、支原体肺炎、衣原体肺炎和某些传染病的早期进行鉴别。

八、治疗

目前缺少特效抗病毒药物,因而仍以对症治疗为主。

(一)一般治疗

退热、止咳、祛痰、维持呼吸道通畅、给氧,纠正水和电解质、酸碱失衡。

(二)抗病毒药物

金刚烷胺,成人 0.1 g,每天 2 次;小儿酌减,连服 3～5 天。早期应用对防治甲型流感有一定效果。利巴韦林对呼吸道合胞病毒、腺病毒及流感病毒性肺炎均有一定疗效,每天用量为 10 mg/kg,口服或肌内注射。近来提倡气道内给药。年龄<2 岁者,每次 10 mg,2 岁以上的每次 20～30 mg,溶于 30 mL 蒸馏水内雾化吸入,每天2次,连续 5～7 天。由 CMV、疱疹病毒引起的肺炎患者可用阿昔洛韦、阿糖腺苷等治疗。

(三)中草药

板蓝根、黄芪、金银花、大青叶、连翘、贯仲、菊花等可能有一定效果。

(四)生物制剂

有报道肌内注射 γ-干扰素治疗小儿呼吸道病毒感染,退热快、体征恢复迅速、缩短疗程、无明显不良反应。雾化吸入从初乳中提取的 SIgA 治疗婴幼儿RSV 感染也取得良好效果。此外还可试用胸腺素、转移因子等制剂。继发细菌性肺炎时应给予敏感的抗生素。

九、预后

大多数病毒性肺炎预后良好,无后遗症。但是如系流感后发生重症肺炎,或年老体弱、原有慢性病者感染病毒性肺炎后易继发细菌性肺炎,预后较差。另外CMV 感染者治疗也颇为棘手。

十、预防

接种流感疫苗、水痘疫苗和麻疹疫苗对于预防相应病毒感染有一定效果,但免疫功能低下者禁用麻疹减毒活疫苗。口服 3、4、7 型腺病毒减毒活疫苗对预防腺病毒性肺炎有一定效果。早期较大剂量注射丙种球蛋白对于麻疹和水痘的发病有一定预防作用。应用含高滴度 CMV 抗体免疫球蛋白被动免疫对预防CMV 肺炎也有一定作用。对于流感病毒性肺炎、CMV 肺炎、水痘疱疹病毒性肺炎患者应予隔离,减少交叉感染。

第五章　气流阻塞性疾病

第一节　慢性阻塞性肺疾病

一、慢性阻塞性肺疾病概述

慢性阻塞性肺疾病(chronic obstructive pulmonary disease,COPD)是一种以气流受限为特征的可以预防和治疗的疾病,气流受限不完全可逆,呈进行性发展,与肺部对香烟烟雾等有害气体或颗粒的异常炎症反应有关,COPD主要累及肺脏,但也可以引起全身(或称肺外)的不良反应。

COPD是指具有气流受限的慢性支气管炎(慢支)和(或)肺气肿。慢支或肺气肿可单独存在,但在绝大多数情况下合并存在,无论是单独或合并存在,只要有气流受限,均可以称为COPD,当其合并存在时,各自所占的比重则因人而异。

慢支的定义为"慢性咳嗽、咳痰,每年至少3个月,连续2年以上,并能除外其他肺部疾病者"。

肺气肿的定义为"终末细支气管远侧气腔异常而持久的扩大,并伴有气腔壁的破坏,而无明显的纤维化"。

以上慢支和肺气肿的定义中都没有提到气流受限,而COPD是以气流受限为特征的疾病,因此现在国内外均逐渐以COPD这一名称取代具有气流受限的慢支和(或)肺气肿。如果一个患者,具有COPD的危险因素,又有长期咳嗽、咳痰的症状,但肺功能检查正常,则只能视为COPD的高危对象,其中一部分患者在以后的随访过程中,可出现气流受限,但也有些患者肺功能始终正常,当其出现气流受限时,才能称为 COPD。

以往有些学者认为支气管哮喘,甚至支气管扩张都应包括在 COPD 之内,但支气管哮喘在发病机制上与 COPD 完全不同,虽然也有慢性气流受限,但其程度完全可逆或可逆性比较大,支气管扩张相对来说是一种局限性病变,二者均不应包括在 COPD 之内。

COPD 不仅累及肺,对全身也有影响,COPD 晚期常有体重下降、营养不良、骨骼肌无力、精神抑郁,由于呼吸衰竭,可并发肺源性心脏病,肺性脑病,还可伴发心肌梗死、骨质疏松等。因此 COPD 不仅是一种呼吸系统疾病,还是一种全身性疾病,在评定 COPD 的严重程度时,不仅要看肺功能,还要看全身的状况。

二、慢性阻塞性肺疾病的病因、病理

(一)病因

COPD 的病因至今仍不是十分清楚,但已知与某些危险因素有关,吸烟是最主要的危险因素,但吸烟者中也只有 15%～20% 发生 COPD,因此个体的易感性也是重要原因,环境因素与个体的易感因素相结合导致发病。

1.环境因素

(1)吸烟:已知吸烟为 COPD 最主要的危险因素,大多数患者均有吸烟史,吸烟数量愈大,年限愈长,则发病率愈高。被动吸烟能够增加吸入有害气体和颗粒的总量,也可以导致 COPD 的发生。

(2)职业性粉尘和化学物质:包括有机或无机粉尘,化学物质和烟雾,如二氧化硅、煤尘、棉尘、蔗尘、盐酸、硫酸、氯气。

(3)室内空气污染:用生物燃料如木材、畜粪等或煤炭做饭或取暖,通风不良,在不发达国家,是不吸烟而发生 COPD 的重要原因。

(4)室外空气污染:在城市里汽车、工厂排放的废气,如一氧化氮、二氧化氮、二氧化硫、二氧化碳,其他如臭氧等,在 COPD 的发生上,作为独立的因素,可能起的作用较小,但可以引起 COPD 的急性加重。

2.易感性

包括易感基因和后天获得的易感性。

(1)易感基因:比较明确的是表达先天性 α_1-抗胰蛋白酶缺乏的基因,是 COPD 的一个致病原因,但这种疾病在我国还未见报道,有报道 COPD 在一个家庭中多发,但迄今尚未发现明确的基因,COPD 的表型较多,很可能是一种多基因疾病,流行病学调查发现吸烟者与早期慢支患者,其 FEV$_1$ 逐年下降率与气道反应性有关,气道反应性高者,其 FEV$_1$ 下降率加速,因此认为气道高反应性也是 COPD 发病的危险因素。某些研究资料表明气道高反应性与基因有关,总之基因与 COPD 的关系,尚待深入研究。

(2)出生低体重:学龄儿童调查发现出生低体重者肺功能较差,这些儿童以后若吸烟,可能是 COPD 的一个易感因素。

(3)儿童时期下呼吸道感染:许多调查报告表明,儿童时期下呼吸道感染与成年后 COPD 的发病有关,如果这些患病的儿童以后吸烟,则 COPD 的发病率显著增加,如果不吸烟,则对 COPD 的发生无明显影响,上述结果提示,儿童时期下呼吸道感染可能是吸烟者发生 COPD 的易感因素,因儿童时期肺组织尚在发育,下呼吸道感染对肺组织的结构与功能均会发生不利影响,如果再吸烟,气道就更容易受到损害而发生 COPD,这种因果关系尚有待今后更多的研究资料证实。

(4)气道高反应性:气道高反应性是 COPD 的一个危险因素。气道高反应性除与基因有关外也可以是后天获得,继发于环境因素,例如氧化应激反应,可使气道反应性增高。

(二)病理

1.病理变化

COPD 特征性的病理变化见于中央气道、周围气道、肺实质和肺血管,存在着慢性炎症,在普通的吸烟者,也可以看到这种慢性炎症,是对吸入的有害物质的正常防御反应,但在 COPD 患者,这种炎症反应被放大而且持久,这种异常的炎症反应可能是由易感基因决定的。COPD 在不同的部位,有不同的炎症细胞,气道腔内中性粒细胞增多,气道腔、气道壁、肺实质巨噬细胞增加,气道壁和肺实质 CD8$^+$T 细胞增加,反复的组织损伤和修复导致气道结构的重塑和狭窄。

(1)中央气道(气管和内径>2 mm 的支气管)。①炎症细胞:巨噬细胞增多,CD8$^+$(细胞毒)T 细胞增多,气腔内中性粒细胞增多。②结构变化:杯状细胞增多,黏膜下腺体增大(二者致黏液分泌增多),上皮鳞状化生。

(2)周围气道(细支气管内径<2 mm)。①炎症细胞:巨噬细胞增多,T 细胞(CD8$^+$>CD4$^+$)增多,B 细胞、淋巴滤泡、成纤维细胞增多,气腔内中性粒细胞增多。②结构变化:气道壁增厚,支气管壁纤维化,腔内炎性渗出,气道狭窄(阻塞性细支气管炎)炎性反应和渗出随病情加重而加重。

(3)肺实质(呼吸性细支气管和肺泡)。①炎症细胞:巨噬细胞增多,CD8$^+$T 细胞增多,肺泡腔内中性粒细胞增多。②结构变化:肺泡壁破坏,上皮细胞和内皮细胞凋亡。

(4)肺血管。①炎症细胞:巨噬细胞增多,T细胞增多。②结构变化:内膜增厚,内皮细胞功能不全。平滑肌增厚导致肺动脉高压。

2.病理分类

各类型肺气肿如图5-1所示。

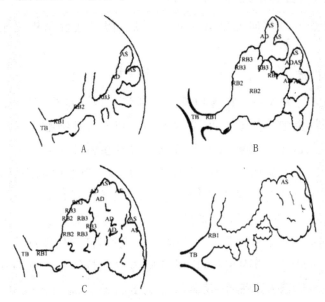

图5-1　不同类型肺气肿示意图

A.正常肺小叶;B.小叶中心型肺气肿:呼吸性细支气管破坏融合,肺泡导管肺泡囊正常;C.全小叶型肺气肿:终末细支气管远端气腔全部破坏、融合扩大;D.隔旁肺气肿:小叶周围的肺泡腔破坏融合,靠近胸膜。TB:终末细支气管,RB1～3:呼吸性细支气管,AD:肺泡导管,AS:肺泡囊

(1)小叶中心型肺气肿:呼吸性细支气管的破坏和扩张,常见于吸烟者和肺上部(图5-1B)。

(2)全小叶型肺气肿:肺泡囊与呼吸性细支气管的破坏和融合,常见于先天性 α_1-抗胰蛋白酶缺乏者,也可见于吸烟者(图5-1C)。

(3)隔旁肺气肿:为小叶远端肺泡导管、肺泡囊、肺泡的破坏与融合,位于肺内叶间隔或靠近胸壁的胸膜旁,常与以上两种肺气肿并存(图5-1D)。

(4)肺大疱:肺气肿可伴有肺大疱,为直径>1 cm的扩张的肺气肿气腔。肺气肿应与其他肺泡过度充气相鉴别,支气管哮喘由于支气管痉挛狭窄,远端肺泡腔残气增加,肺泡扩张,但并无肺泡壁的破坏,并非肺气肿。

(5)代偿性肺气肿也是正常的肺泡过度扩张,不同于COPD中的肺气肿。

(6)老年性肺气肿,部分老年患者也可见到肺泡腔扩张,肺容量增加,主要是肺泡壁的弹性组织退行性变,肺泡弹性降低所致,并无肺泡壁的破坏,也无明显的症状。

三、慢性阻塞性肺疾病的发病机制

近年来对COPD的研究已有了很大进展,但对其发病机制至今尚不完全明了。

(一)气道炎症

香烟的烟雾与大气中的有害物质能激活气道内的肺泡巨噬细胞,巨噬细胞处在COPD慢性炎症的关键位置,它被激活后释放各种细胞因子,包括白介素-8(IL-8)、肿瘤坏死因子-α(TNF-α)、干扰素诱导性蛋白-10(IP-10)、单核细胞趋化肽-1(MCP-1)与白三烯B_4(LTB_4)。IL-8与LTB_4是中性粒细胞的趋化因子,MCP-1是巨噬细胞的趋化因子,IP-10是$CD8^+$ T细胞的趋化因子,这些炎症细胞被募集至气道后,在其与组织细胞相互作用下,发生了慢性炎症。TNF-α能上调血管内皮细胞间黏附分子-1(ICAM-1)的表达,使中性粒细胞黏附于血管壁并移行至血管外并向气道内聚集,巨噬细胞与中性粒细胞释放的弹性蛋白酶与TNF-α均能损伤气道上皮细胞,使其释放更多的IL-8,进一步加剧了气道炎症,蛋白酶还可刺激黏液腺增生肥大,使黏液分泌增多,上皮细胞损伤后脱纤毛及免疫球蛋白受到蛋白酶的破坏,都能削弱气道的防御功能,容易继发感染,气道潜在的腺病毒感染,可以激活上皮细胞内的核因子NF-κB的转录,产生IL-8与ICAM-1,吸引更多的中性粒细胞,使炎症持久不愈,这也可以解释为何COPD患者在戒烟以后,病情仍持续进展。$CD8^+$ T细胞也是重要的炎症细胞,其释放的TNF-α、穿孔素等能使肺泡细胞溶解和凋亡,导致肺气肿。

气道炎症引起的分泌物增多,使气道狭窄,炎症细胞释放的介质可引起气道平滑肌的收缩,使其增生肥厚,上皮细胞与黏膜下组织损伤后的修复过程可导致气道壁的纤维化与气道重塑,以上的病理改变共同导致阻塞性通气障碍。巨噬细胞在COPD炎症反应中的枢纽作用见图5-2,小气道阻塞发生的机制见图5-3。

(二)蛋白酶与抗蛋白酶的失平衡

香烟等有害气体与颗粒除了引起支气管、细支气管的炎症以外,还可引起肺泡的慢性炎症,肺泡腔内有多量的巨噬细胞与中性粒细胞聚集,前者可产生半胱氨酸蛋白酶与基质金属蛋白酶（matrix metallo proteinase，MMP），后者可产生丝氨酸蛋白酶与基质金属蛋白酶，它们可水解肺泡壁中的弹性蛋白与胶原蛋白，使肺泡壁溶解破裂，许多小的肺泡腔融合成大的肺泡腔，产生肺气肿，在呼吸性细支气管，则可引起呼吸性细支气管的破坏、融合，产生小叶中心型肺气肿。

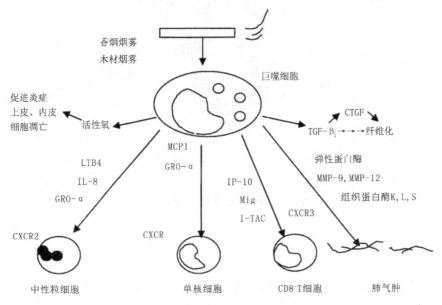

图 5-2　巨噬细胞在 COPD 炎症反应中的枢纽作用

巨噬细胞被香烟烟雾等激活后，可分泌许多炎症因子，促进了 COPD 炎症的发生，IL-8，生长相关性肿瘤基因 α（GRO-α）和白三烯 B₄（LTB₄）趋化中性粒细胞，巨噬细胞趋化蛋白 1（MCP₁）趋化单核细胞，γ-干扰素诱导性蛋白（IP-10），γ-干扰素诱导性单核细胞因子（Mig）与干扰素诱导性 T 细胞 α-趋化因子（I-TAC）趋化 CD8⁺ T 细胞。巨噬细胞释放基质金属蛋白酶（MMP）和组织蛋白酶溶解弹性蛋白并释放转化生长因子（TGF-β）和结缔组织生长因子（CTGF）导致纤维化。巨噬细胞还产生活性氧，放大炎症反应，损伤上皮和内皮细胞。CXCR：CXC 受体

在正常情况下，由于抗蛋白酶的存在，可与蛋白酶保持平衡，使其不致对组织过度破坏，血浆中的 α₂ 巨球蛋白、α₁-抗胰蛋白酶能与中性粒细胞释放的丝氨酸蛋白酶结合而使其失去活性，此外，气道的黏液细胞、上皮细胞尚可分泌低分子的分泌型白细胞蛋白酶抑制药（secretory leuco protease inhibitor，SLPI），能够抑制中性粒细胞释放的弹性蛋白酶的活性。许多组织能产生半胱氨酸蛋白酶抑制药与组织基质金属蛋白酶抑制药（tissue inhibitors of matrix metalloproteinases，TIMPs）使这两种蛋白酶失活，但在 COPD 患者，可能由于基因的多态性，

影响了某些抗蛋白酶的产量或功能,使其不足以对抗蛋白酶的破坏作用而发生肺气肿(图 5-4)。

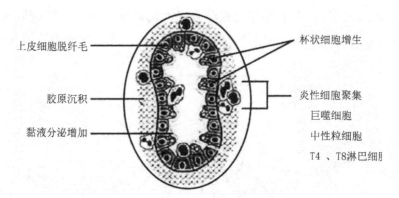

图 5-3　COPD 小气道阻塞发生机制

杯状细胞增生,气道炎症,黏液分泌增多,上皮细胞脱落纤毛,清除能力降低,胶原沉积,气道重塑

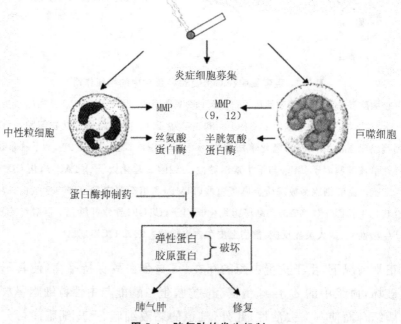

图 5-4　肺气肿的发生机制

香烟等烟雾导致炎症细胞向气道和肺泡聚集,巨噬细胞和中性粒细胞释放多种蛋白酶,而抗蛋白酶的作用减弱,二者失去平衡。细胞外基质包括弹性蛋白、胶原蛋白,受到破坏,发生肺气肿。MMP:基质金属蛋白酶

（三）氧化与抗氧化的不平衡

香烟的烟雾中含有许多活泼的氧化物，包括氮氧化物、氧自由基等，此外炎症细胞如巨噬细胞与中性粒细胞均可产生氧自由基，它们可氧化抗蛋白酶，使其失去活性，氧化物还可激活上皮细胞中的 NF-κB，促使其进入细胞核，加强了某些炎前因子的转录，如 IL-8 与 TNF-α 等，加重了气道的炎症（图 5-5）。中性粒细胞释放的活性氧还可以上调黏附分子的表达和增加气道的反应性，放大慢性炎症。

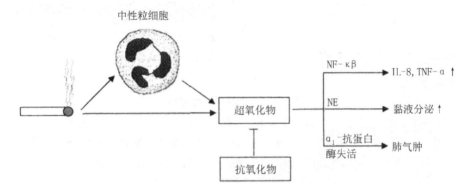

图 5-5　COPD 氧化-抗氧化失平衡

香烟烟雾与炎性细胞产生超氧化物能使上皮细胞中的 NF-κβ 激活，进入细胞核，转录 IL-8、TNF-α，中性粒细胞弹性蛋白酶（NE）可刺激黏液腺分泌，超氧化物可使 α₁-抗蛋白酶失活，有利于肺气肿的形成。

四、慢性阻塞性肺疾病的病理生理

COPD 的主要病理生理变化是气流受限，肺泡过度充气和通气灌注比例（V/Q）不平衡。

（一）气流受限

支气管炎症导致黏膜水肿增厚，分泌物增多，支气管痉挛，平滑肌肥厚和气管壁的纤维化使支气管狭窄，阻力增加，流速变慢。

肺气肿时由于肺泡壁的弹性蛋白减少，弹性压降低，呼气时驱动压降低，故流速变慢，此外由于细支气管壁上，均有许多肺泡附着，肺泡壁的弹力纤维对其有牵拉扩张作用，当弹性蛋白减少时，扩张作用减弱，故细支气管壁萎陷，气流受限（图 5-6）。

COPD 患者，由于肺泡弹性压的降低，支气管阻力的增加，最大呼气流速（maximal expiratory flow rates，Vmax）也明显受限（图 5-7）。

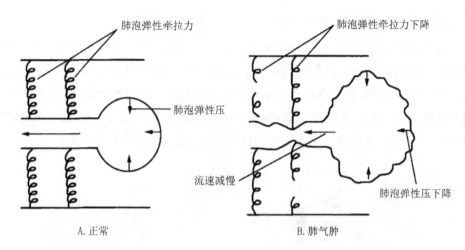

图 5-6　肺气肿时气流受限

A.正常肺泡与气道,气道壁外的弹簧表示附着在肺泡壁上的肺泡组织的弹性压力对气道壁的牵拉;B.肺气肿时,虽然肺泡容积增加,但弹性压降低,附着在气道壁外侧的肺泡由于弹性压降低,使其对气道的牵拉作用减弱,气道变窄,以上两种原因使气体流速受限。

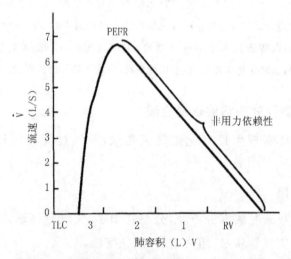

图 5-7　正常人最大呼气流速容积(MEFV)曲线

纵坐标为流速(V),横坐标为肺容积(V),曲线的顶点为呼气峰流速(peak expiratory flow rate,PEFR),是用力依赖性的,曲线下降支各点的流速为非用力依赖性的。

　　图 5-7 为最大呼气流速容积(MEFV)曲线,从肺总量(total lung capacity,TLC)位用力呼气至残气容积(residual volume,RV)位,纵坐标为流速,横坐标为肺容积,左边线为升支,代表用力呼气的前 1/3,右边线为降支,代表用力呼气的

后 2/3，顶点代表用力呼气峰流速，它是用力依赖性的，呼气愈用力，则该点愈高，而在该点以后各点的 Vmax，则是非用力依赖性的，是在该点的肺容积情况下所得到的最大流速，即使再用力呼气，流速也不再增加，其发生的机制可以用在用力呼气时，胸腔内的气道受到的动态压迫解释（图 5-8）。

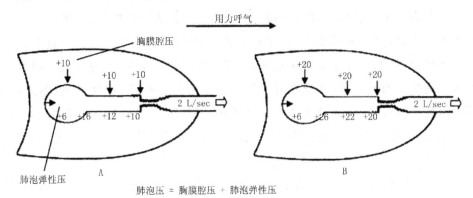

肺泡压 = 胸膜腔压 + 肺泡弹性压

图 5-8　非用力依赖部分的流速受限

A.肺泡弹性压＝6 cmH$_2$O，开始用力呼气时，胸膜腔压＝10 cmH$_2$O，肺泡压＝16 cmH$_2$O。随着呼气的进行，气道内压逐渐降低，等压点为 10 cmH$_2$O，等压点下游的气道内压＜气道外压，动态压迫变窄。B.呼气用力加大，胸膜腔压由 10 cmH$_2$O 增加到 20 cmH$_2$O，肺泡压由 16 cmH$_2$O 增加到 26 cmH$_2$O，气道内外的压力增加量是一样的，等压点不变，气道受压部位不变，流速没有增加

图 5-8A 显示在某肺容积情况下，用力呼气时的流速受限，设肺泡弹性压（Pel）＝0.59 kPa（6 cmH$_2$O），胸膜腔压（Ppl）＝0.98 kPa（10 cmH$_2$O），肺泡压（Palv）＝Pel＋Ppl＝1.57 kPa（16 cmH$_2$O），肺泡压为驱动压，驱动肺泡气向口腔侧运动，形成气道内压，在肺泡压驱动流速前进的过程中，必须不断地克服气道的阻力，消耗能量。因此气道内压从肺泡侧到口腔侧，逐渐地减弱，最后气道内压等于大气压，流速停止，由于气道内压不断地减弱，胸腔内的气道必有一点，气道内外的压力达到平衡，这一点称为等压点（equal pressure point，EPP），在图 5-8A 中，等压点的压力为 0.98 kPa（10 cmH$_2$O），在等压点的上游（肺泡侧），气道内压大于胸膜腔压，气道不致萎陷，但在等压点的下游（口腔侧），气道内压小于胸膜腔压，因此气道萎陷，阻力增加，流速降低（动态压迫）。在用力呼气时，胸膜腔压增加，一方面增加肺泡压，同时也增加了对胸腔内气道外侧壁的压力，而且这两个压力增加的量是相等的，因此等压点不变，即使再用力，流速也不会增加，如图 5-8B 所示，胸膜腔压由 0.98 kPa（10 cmH$_2$O）增加到 1.96 kPa

（20 cmH₂O），肺泡压由1.57 kPa（16 cmH₂O）变为 2.55 kPa（26 cmH₂O），气道外压也由 0.98 kPa（10 cmH₂O）变为1.96 kPa（20 cmH₂O），气道内外增加的压力量是一样的，等压点不变，流速仍然受限，应当注意，肺容积不同，等压点的位置也不同，在高肺容积时，肺泡弹性压也加大，同时对气道壁的牵拉作用也加大，因此胸腔内气道是扩张的，此时等压点在有软骨支撑的气管附近，用力呼气，气管不致萎陷，而只会增加流速，故 Vmax 是用力依赖性的，随着呼气的进行，肺容积越来越小，肺泡弹性压也越来越低，气道的阻力越来越大，为克服气道阻力，气道内压更早地消耗变小，气道内外的压力更早地达到平衡，也就是说，等压点逐渐向肺泡侧移位，气道壁越来越缺少软骨的支撑，容易受到胸膜腔压力的压迫，使流速受限，此时 Vmax 变为非用力依赖性的，等压点的上游，最大流速取决于肺泡弹性压与气道阻力的大小，而与用力的大小无关。

正常人在用力呼气时的流速容积曲线，同样也显示，开始 1/3 是用力依赖性的，后 2/3 是非用力依赖性的，但 COPD 患者，由于肺泡弹性压降低，气道阻力增加，等压点向上游移位，比正常人更靠近肺泡侧，常常在小气道，在用力呼气时，气道容易过早地陷闭，使 RV 加大，而且在相同肺容积情况下，其 Vmax 比正常人为小，在 MEFV 曲线上，表现为降支呈勺状向内凹陷（图 5-9）。

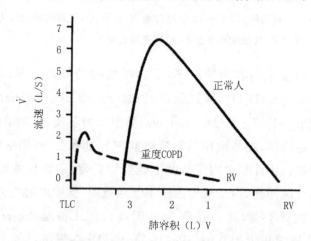

图 5-9　正常人与重度 COPD 患者的流速容积曲线

纵坐标为流速（V̇），横坐标为肺容积（V），COPD 患者 TLC 与 RV 明显增加，呼气峰流速降低，肺容积＜70％FVC 时，流速明显受限，曲线的降支呈勺状凹陷

图 5-9 为一重度 COPD 患者（左侧）和一正常人（右侧）MEFV 曲线的比较，纵坐标为流速，横坐标为肺容积，COPD 患者的肺容积大，PEFR 明显降低，且降

支明显地呈勺状向内凹陷。

(二)肺泡过度充气

COPD 患者常有 RV 和功能残气量(functional residual capacity,FRC)的增加,由于肺泡弹性压的降低和气道阻力的增加,呼气时间延长,在用力呼气末,肺泡气往往残留较多,因而 RV 增加,前述用力呼气时,小气道过早地陷闭,也是 RV 增加的原因,FRC 是潮气呼气末的肺容积,此时向外的胸壁弹性压和向内的肺泡弹性压保持平衡,肺气肿时,肺泡弹性压降低,向外扩张的力强,因而 FRC 增加,COPD 患者在潮气呼吸(平静呼吸)时,由于气道阻力的增加和呼吸频率的增快,呼气时间不够长,往往不足以排出过多的肺泡气,就要开始下一次吸气,因此 FRC 越来越高,这种情况称为动态性过度充气,随着 FRC 的增加,肺泡弹性压也增加,在呼气末,肺泡压可大于大气压,所增加的压力称为内源性呼气末正压(intrinsic postive end expiratory pressure,PEEPi),在下一次吸气时,胸膜腔的负压必须先抵消 PEEPi 后,才能有空气吸入,因而增加了呼吸功能。

由于肺容积增加,横膈低平,在吸气开始时,横膈肌的肌纤维缩短,不在原始位置,因而收缩力减弱,容易发生呼吸肌疲劳。

由以上的病理生理可见,中重度 COPD 患者由于动态性肺泡过度充气,肺泡内源性 PEEP,吸气时对膈肌不利的几何学位置,在吸气时均会加重呼吸功,因此感到呼吸困难,特别是体力活动时,需要增加通气量,更感呼吸困难,最后导致呼吸肌疲劳和呼吸衰竭。

COPD 患者,呼气的时间常数延长,时间常数＝肺顺应性×气道阻力,COPD 患者常有肺顺应性与气道阻力的增加,所以时间常数延长,呼气时间常常不足以排出过多的肺泡气,使肺容积增加,肺容积过高时,肺顺应性反而降低,以致呼吸功增加,肺泡通气量(alveolar ventilation,VA)减少,但若肺泡的血流灌注量更少,肺气肿区仍然是通气大于灌注,存在无效腔通气,无效腔通气是无效通气,徒然增加呼吸功。

(三)通气灌注比例不平衡

COPD 患者的各个肺区肺泡顺应性和气道阻力常有差异,因而时间常数也不一致,造成肺泡通气不均,有的肺泡区通气高于血流灌注(高 V/Q 区),有的肺泡区通气低于血流灌注(低 V/Q 区),高 V/Q 区有部分气体是无效通气(无效腔通气),低 V/Q 区则流经肺泡的血液得不到充分的氧合,即进入左心,产生低氧血症,这种低氧血症发生的机制是由于 V/Q 比例不平衡所致。慢性低氧血症会引起肺血管收缩,血管内皮、平滑肌增生和管壁重塑与继发性红细胞增多,产生肺动脉高压和肺源性心脏病。

五、慢性阻塞性肺疾病的临床表现

早期患者,即使肺功能持续下降,但可毫无症状,及至中晚期,出现咳嗽、咳痰、气短等症状,痰量因人而异,为白色黏液痰,合并细菌感染后则变为黏液脓性。在长期患病过程中,反复急性加重和缓解是本病的特点,病毒或细菌感染常常是急性加重的重要诱因,常发生于冬季,咯血不常见,但痰中可带血丝,如咯血量较多,则应进一步检查,以除外肺癌和支气管扩张,晚期患者气短症状常非常明显,即使是轻微的活动,都不能耐受。进行性的气短,提示肺气肿的存在。

晚期患者可见缩唇呼吸,呼气时嘴唇呈吹口哨状,以增加气道内压,使肺泡气缓慢地呼出,避免小气道过早地萎陷,以减少 RV。患者常采取上身前倾,两手支撑在椅上的特殊体位,此种姿势,可固定肩胛带,使胸大肌和背阔肌活动度增加,以协助肋骨的运动。患者胸廓前后径增加,肺底下移,呈桶状胸,呼吸运动减弱,叩诊为过清音,呼吸音减弱,肺底可有少量湿啰音,如湿性啰音较多,则应考虑合并支气管扩张、肺炎、左心衰竭等。COPD 在急性加重期,肺部可听到哮鸣音,表示支气管痉挛或黏膜水肿,黏液堵塞,但其程度常不如支气管哮喘那样严重而广泛。患者缺氧时,可出现发绀,如果有杵状指,则应考虑其他原因所致,例如合并肺癌或支气管扩张等,因 COPD 或缺氧本身。并不会发生杵状指。合并肺源性心脏病时,可见颈静脉怒张,伴三尖瓣收缩期反流杂音,肝大、下肢水肿等,但水肿并不一定表示都有肺源性心脏病,因 COPD 呼吸衰竭伴低氧血症和高碳酸血症时,肾小球滤过率减少也可发生水肿。单纯肺源性心脏病心力衰竭时,很少有胸腔积液,如有胸腔积液则应进一步检查,以除外其他原因所致,例如合并左心衰竭或肿瘤等,呼吸衰竭伴膈肌疲劳时可出现胸腹矛盾呼吸运动,即在吸气时,胸廓向外,腹部内陷,呼气时相反。并发肺性脑病时,患者可出现嗜睡、神志障碍,与严重的低氧血症和高碳酸血症有关。

COPD 可分两型,即慢支型和肺气肿型。慢支型又称紫肿型(blue bloater,BB),因缺氧发绀较重,常常合并肺源性心脏病,水肿明显;肺气肿型又称红喘型(pink puffer,PP),因缺氧相对较轻,发绀不明显,而呼吸困难、气喘较重。大多数患者,兼具这两型的特点,但临床上以某型的表现为主,确可见到。两型的特点见表5-1。

表 5-1　COPD 慢支型与肺气肿型临床特点的比较

临床表现	慢支型	肺气肿型
气短	轻	重
咳痰	多	少
支气管感染	频繁	少
呼吸衰竭	反复出现	终末期表现
胸部 X 线	纹理增重，心脏大	肺透光度增加、肺大疱、心界小
PaO_2 (mmHg)	<60	>60
$PaCO_2$ (mmHg)	>50	<45
血细胞比容	高	正常
肺源性心脏病	常见	少见或终末期表现
气道阻力	高	正常至轻度
弥散能力	正常	降低

六、慢性阻塞性肺疾病的实验室检查

(一)胸部 X 线与 CT

慢支可见肺纹理增多；如果病变以肺气肿为主，可见肺透光度增加，肺纹理稀少，肋间隙增宽，横膈低平，有时可见肺大疱，普通 X 线对肺气肿的诊断阳性率不高，即使在中重度肺气肿，其阳性率也只有 40％。薄层(1～1.5 mm)高分辨 CT 阳性率比较高，与病理表现高度相关，CT 上可见到低密度的肺泡腔、肺大疱与肺血管减少，并可区别小叶中心型肺气肿、全小叶型肺气肿或隔旁肺气肿。胸部 X 线检查的另一重要功能在于发现其他肺疾病或心脏疾病，有助于 COPD 的鉴别诊断和并发症的诊断。

(二)肺功能

COPD 的特点是慢性气流受限，要证实有无气流受限，只能依靠肺功能检查，最常用的指标是一秒钟用力呼气容积(forced expiratory volume in one second，FEV_1)占其预计值的百分比(FEV_1％预计值)和 FEV_1 与其用力肺活量(forced vital capacity，FVC)之比(FEV_1/FVC)。后者是检出早期 COPD 一项敏感的指标，而 FEV_1％预计值对中晚期 COPD 的检查比较可靠，因中晚期 COPD，FVC 的降低比 FEV_1 的降低可相对更多，如果以 FEV_1/FVC 作为检测指标，则其比值可以不低或高。在诊断 COPD 时，必须以使用支气管舒张药以后测定的 FEV_1 为准，FEV_1<80％预计值，和(或)FEV_1/FVC<70％可认为存

在气流受限，FEV_1 值要求是使用支气管舒张药以后测定的，是为了去除可逆因素的影响，反映的是基础 FEV_1 值，如果基础值低于正常，则证明该气流受限不完全可逆。因 FEV_1 可反映大小气道功能，且其重复性好，最为常用，呼气峰流速（PEF）的重复性比 FEV_1 差，一般不常用。

中晚期 COPD 患者常有 TLC、FRC、RV 与 RV/TLC 比例的增加，但这些改变均非特异性的，不能区别慢支和肺气肿。

肺气肿时由于肺泡壁破坏，肺血管床面积减少，因此肺一氧化碳弥散量（carbon monooxide diffusing capacity of lung，DLCO）降低，降低的程度与肺气肿的严重程度大致平行，如果有 DLCO 的降低，则提示有肺气肿存在，但无 DLCO 的降低，不能排除没有肺气肿，因 DLCO 不是一项敏感的指标。

肺顺应性（CL）可以用肺泡弹性压（Pel）与肺容积（V）相对应的变化表示，即 $CL=\triangle V/\triangle Pel(L/cmH_2O)$，肺气肿时，Pel 降低，CL 增加，可作为肺气肿的一个标志，但测定 Pel，需先测定胸膜腔内压，需放置食管气囊，实际工作中不易实行。

中重度 COPD 患者，常常伴有明显的气短和活动耐力的降低，但气短症状与 FEV_1、FVC 的降低常常不平行，因此许多学者认为现在 COPD 轻重程度的分级，仅根据肺功能是不全面的，还应参考呼吸困难程度（分级）、营养状况［体质指数＝体重（kg）/身高²（m²）］、运动耐力（6 分钟步行试验）等指标，但也应指出，现在的肺功能分级，仅根据 FEV_1、FVC 的改变也是不全面的，COPD 的气短常常与肺泡的动态性过度充气，内源性 PEEP 等有关，而 FEV_1、FVC 并不是反映肺泡动态性过度充气的指标，深吸气量（IC）＝TLC-FRC，因 TLC 在短期内变化不大，IC 与 FRC 成反比，IC 能间接反映 FRC 的大小，而 FRC 代表肺泡的充气程度，当肺泡过度充气时，FRC 增加，IC 减少，过度充气改善时，FRC 减少，IC 增加，它是反映气短和活动耐力程度较好的指标，当 IC 降至 40％正常预计值以下时，常有明显的气短和活动耐力的下降，IC 的改变也可作为评价 COPD 治疗反应和预后的重要指标。

（三）动脉血气

测定的指标包括动脉氧分压（PaO_2）、二氧化碳分压（$PaCO_2$）、酸碱度（pH）。平静时在海平面吸空气情况下，$PaO_2<8.0$ kPa（60 mmHg），$PaCO_2\leq6.0$ kPa（45 mmHg），表示 COPD 伴有Ⅰ型呼吸衰竭；$PaO_2<8.0$ kPa（60 mmHg），$PaCO_2>6.7$ kPa（50 mmHg），表示伴有Ⅱ型呼吸衰竭，pH 的正常范围为7.35～7.45，其测

定可帮助判断有无酸碱失平衡。

当 PaO_2 低于正常值时，FEV_1 常在 50％预计值以下，肺源性心脏病时，FEV_1 常在 30％预计值以下，PaO_2 常在 7.3 kPa(55 mmHg)以下，慢性呼吸衰竭可导致肺源性心脏病的发生，当有肺源性心脏病的临床表现时，即使 FEV_1＞30％预计值，也提示属于第Ⅳ级极重度 COPD。

(四)血红蛋白

当 PaO_2＜7.3 kPa(55 mmHg)时，常伴有红细胞的增多与血红蛋白浓度的增加，因此血红蛋白浓度高时，提示有慢性缺氧的存在。

七、慢性阻塞性肺疾病的诊断与鉴别诊断

(一)诊断

COPD 是一种渐进性疾病，经过多年的发展才发生症状，因此发病年龄多在 40 岁以后，大多数患者有吸烟史或有害气体粉尘接触史，晚期患者根据其年龄、病史、症状、体征、胸部 X 线、肺功能、血气检查结果不难做出诊断，但在诊断上应注意以下几点。

(1)COPD 患者早期可无任何症状，要做到早期诊断，必须做肺功能检查，正常人自 25 岁以后，肺功能呈自然下降趋势，FEV_1 每年下降 20～30 mL，但 COPD 患者每年下降 40～80 mL，甚至更多，如果一个吸烟者经随访数年(3～4 年)，FEV_1 逐年下降明显，即应认为是在向 COPD 发展，应劝患者戒烟。FEV_1/FVC 对早期 COPD 的诊断是一个较敏感的指标。在 20 世纪 70 年代至 80 年代早期，小气道功能检查曾风靡一时，如闭合容积/N 活量％(CV/VC％)，50％肺活量时最大呼气流速(V50)，25％肺活量时最大呼气流速(V25)，Ⅲ 相斜率(AN2/L)等，当时认为这些指标的异常是早期 COPD 的表现，但经多年的观察，这些指标的异常并不能预测 COPD 的发生，而应以使用支气管舒张药后 FEV_1/FVC，FEV_1％预计值异常作为 COPD 早期诊断的指标，如果 FEV_1/FVC＜70％，而 FEV_1≥80％预计值，则是早期气流受限的指征。

(2)慢支的诊断标准是每年咳嗽、咳痰时间＞3 个月，连续 2 年以上，并能除外其他心肺疾病，但这个时间标准是为做流行病学调查而人为制订的，对个体患者，要了解有无慢性气流受限及其程度，则必须做肺功能检查，如果已有肺功能异常，虽然咳嗽，咳痰时间未达到上述标准，亦应诊断为 COPD，反之，咳嗽、咳痰时间虽然达到了上述标准，但肺功能正常，亦不能诊断为 COPD，而应随访观察。

(3)COPD 患者中，绝大多数慢支与肺气肿并存，但二者的严重程度各异，肺

气肿的诊断实际上是一个解剖学诊断,因根据其定义,必须有广泛的气腔壁的破坏,但在实际工作中,要求解剖诊断是不可能的,而慢支与肺气肿都可引起慢性气流受限,二者在肺功能上较难区别,如果 DLCO 减少,肺顺应性增加,则有助于肺气肿的诊断,胸部薄层高分辨率 CT 对肺气肿的诊断也有帮助。但应注意吸烟者中有相当一部分人胸部高分辨率 CT 可见肺气肿的影像,只有在肺功能检查时出现气流受限,才能诊断为 COPD。

(4)COPD 轻重程度肺功能的分级(表 5-2)。

表 5-2 COPD 轻重程度肺功能的分级(FEV_1:吸入支气管舒张药后值)

级别	肺功能
Ⅰ级(轻度)	$FEV_1/FVC<70\%$,$FEV_1≥80\%$预计值
Ⅱ级(中度)	$FEV_1/FVC<70\%$,$50\%≤FEV_1<80\%$预计值
Ⅲ级(重度)	$FEV_1/FVC<70\%$,$30\%≤FEV_1<50\%$预计值
Ⅳ级(极重度)	$FEV_1/FVC<70\%$,$FEV_1<30\%$预计值或 $30\%≤FEV_1<50\%$预计值,伴有慢性呼吸衰竭

(5)COPD 发展过程中,根据病情可分为急性加重期和稳定期。急性加重期是指患者在其自然病程中咳嗽、咳痰、气短急性加重,超越了平常日与日间的变化,需要改变经常性治疗者。急性加重的诱因,主要是支气管病毒或细菌的感染和空气污染,但也有 1/3 原因不明,急性加重时,痰量增加,变为脓性或黏液脓性,肺部可出现哮鸣音或伴发热等,合并肺炎时,虽然也可诱发急性加重,但肺炎本身并不属于急性加重的范畴;稳定期患者咳嗽、咳痰、气短等症状稳定或症状轻微。

(6)晚期支气管哮喘和支气管扩张患者,肺功能可类似 COPD,不应诊断为 COPD,但可合并有 COPD。在诊断 COPD 时必须除外其他可能引起气流受限的疾病。

(二)鉴别诊断

COPD 应注意与支气管扩张、肺结核、支气管哮喘、特发性间质性肺炎等鉴别。前二者根据其临床表现和胸部 X 线不难鉴别,而 COPD 与支气管哮喘的鉴别有时比较困难,二者均有 FEV_1 的降低,通常是以慢性气流受限的可逆程度协助诊断,具体方法如下。

支气管舒张试验:①试验时患者应处于临床稳定期,无呼吸道感染。试验前 6 小时、12 小时分别停用短效与长效 $β_2$ 受体激动药,试验前 24 小时停用茶碱制剂。②试验前休息 15 分钟,然后测定 FEV_1 共 3 次,取其最高值,吸入沙丁胺醇,或特布他林 2～4 喷,10～15 分钟后再测定 FEV_1 3 次,取其最高值。③计算 FEV_1 改善值,如果 FEV_1 绝对值在吸药后增加 200 mL 以上,为支气管舒张试验阳性,表示气流受限可逆性较大,支持支气管哮喘的诊断;如吸药后 FEV_1 改善率<15% 则支持 COPD 的诊断。本试验在吸药后 FEV_1 改善率愈大,则对阳性的判断可靠性愈大,如果吸药后 FEV_1 绝对值的改善>400 mL,则更有意义。

因有 10%～20% 的 COPD 患者支气管舒张试验也可出现阳性,故单纯根据这一项检查来鉴别是哮喘或 COPD 是不可取的,还应结合临床表现,综合判断才比较可靠。

在临床工作中经常遇到的是关于慢性喘息型支气管炎(慢喘支)的鉴别诊断问题,慢喘支与支气管哮喘很难区别,所谓慢喘支可能包括两种情况,一种是 COPD 合并了支气管哮喘,另一种是 COPD 急性加重期时,肺部出现了哮鸣音。如果一个 COPD 患者,出现了典型的支气管哮喘症状,例如接触某些变应原或刺激性气体后,肺部出现广泛的哮鸣音,过敏性体质,皮肤变应原试验阳性,支气管舒张试验阳性,对皮质激素治疗反应良好,则应诊断为 COPD 合并支气管哮喘。哮鸣音并非支气管哮喘所独有,某些 COPD 患者在急性加重时亦可出现哮鸣音,如果不具备以上哮喘发作的特点,则不应诊断为 COPD 合并哮喘,而应诊断为单纯的 COPD。慢性喘息型支气管炎这一名词以不用为宜,因应用这一名词,容易与 COPD 合并支气管哮喘发生混淆。

COPD 还应与特发性间质性肺炎相鉴别,因二者均有慢性咳嗽、气短等症状,后者胸部 X 线上的网状纹理容易误认为是慢支,但如果注意到其他特点则不难鉴别,COPD 的肺容积增加而特发性间质性肺炎肺容积减小,前者肺功能为阻塞性通气障碍,而后者为限制性通气障碍,胸部高分辨率 CT 更容易将二者区别开来。应当注意的是 COPD 合并特发性间质性肺炎或其他限制性肺疾病时,其肺功能则兼具阻塞性通气障碍和限制性通气障碍的特点,因二者 FEV_1、FVC 都可以降低,此时诊断阻塞性通气障碍主要是根据 FEV_1/FVC 的降低,而限制性通气障碍主要是根据 TLC 的减少。

八、慢性阻塞性肺疾病的治疗

其治疗原则为:①缓解症状;②预防疾病进展;③改善活动的耐受性;④改善全身状况;⑤预防治疗并发症;⑥预防治疗急性加重;⑦降低病死率。

(一)稳定期的治疗

1.戒烟

COPD与吸烟的关系十分密切,应尽一切努力劝患者戒烟,戒烟以后,咳嗽、咳痰可有很大程度的好转,对已有肺功能损害的患者,即使肺功能不能逆转,但戒烟后也可以明显延缓病情的发展,提高生存率,对每一个COPD患者,劝其戒烟是医师应尽的职责,也是一项重要的治疗,据调查,经医师3分钟的谈话,可使5%～10%的患者终身戒烟,其效果是可观的。

2.预防治疗感染

病毒与细菌感染常是病情加重的诱因,因寄生于COPD患者下呼吸道的细菌经常为肺炎链球菌与流感嗜血杆菌,如痰色变黄,提示细菌感染,可选用阿莫西林、阿莫西林/棒酸、头孢克洛、头孢呋辛等治疗,重症患者可根据痰培养结果,给予抗生素治疗。为预防流感与肺炎,可行流感疫苗与肺炎链球菌疫苗的预防注射,流感疫苗能减少COPD的重症和病死率50%左右,效果显著;肺炎链球菌疫苗可减少肺炎的发生,对65岁以上的老年人或肺功能较差者推荐应用。

3.排痰

COPD患者的咳嗽是因痰多引起,因此应助其排痰而不是单纯镇咳,有些患者痰液黏稠,不易咳出,不仅影响通气功能,还会增加感染机会,可口服沐舒坦、氯化铵或中药祛痰药等,也可超声雾化吸入,注意补充液体,入量过少则会使痰液干燥黏稠,不易咳出。

4.抗胆碱能药物

COPD患者的迷走神经张力较高,而支气管基础口径是由迷走神经张力决定的,迷走神经张力愈高,则支气管基础口径愈窄。此外各种刺激,均能刺激迷走神经末梢,反射性地引起支气管痉挛,抗胆碱能药物可与迷走神经末梢释放的乙酰胆碱竞争性地与平滑肌细胞表面的胆碱能受体相结合,因而可阻断乙酰胆碱所致的支气管平滑肌收缩,对COPD患者有舒张支气管的作用,并可与β_2受体激动药合用,比单一制剂作用更强。

抗胆碱能药物吸入剂有溴化异丙托品,它是阿托品的四胺衍生物,难溶于脂质,因此与阿托品不同,经呼吸道或胃肠道黏膜吸收的量很少,从而可避免吸入后类似阿托品的一些不良反应。用定量吸入器(MDI)每天喷3～4次,每次2喷,每喷20 μg,必要时每次可喷40～80 μg,水溶液用雾化器雾化吸入,每次剂量可用0.025%水溶液2 mL(0.5 mg),用生理盐水1 mL稀释,吸入后起效时间为5分钟,30～60分钟达高峰,维持4～6小时,由于此药不良反应较少,可长期吸入,但溴化异丙托品的作用时间短,疗效也不是很理想。

新近研制的长效抗胆碱能药噻托溴铵,一次吸入后,其作用>24 小时。胆碱能的受体为毒蕈碱受体,在人体主要有 M_1、M_2、M_3 3 种亚型,M_1 存在于副交感神经节,能介导乙酰胆碱的传递,M_3 分布在气道平滑肌细胞上,可能还分布在黏膜下腺体细胞上,能介导乙酰胆碱的作用,故 M_1、M_3 能促进气道平滑肌收缩和黏液腺分泌,M_2 分布在胆碱能神经末梢上,能反馈性地抑制乙酰胆碱的释放,故能部分地抵消 M_1、M_3 的作用。噻托溴铵能够竞争性地阻断乙酰胆碱与以上受体的结合,其对 M_1、M_3 的亲和力,比溴化异丙托晶强 10 倍,而其解离速度则慢 100 倍,对 M_2 的亲和力,虽然噻托溴铵也比溴化异丙托品强 10 倍,但二者与 M_2 的解离速度都比与 M_1、M_3 的解离速度快得多,因此噻托溴铵对 M 受体具有选择性,对乙酰胆碱的阻断作用比溴化异丙托品强而且持久,每天吸入 18 μg,作用持续>24 小时,能够有效地舒张支气管,减少肺泡动态性过度充气,缓解呼吸困难,其治疗作用 6 周达到高峰,能够减少 COPD 的急性加重和住院率。噻托溴铵的缺点是起效时间稍慢,约为 30 分钟,吸入后 3 小时作用达高峰,因此在急性加重期,不宜于单独用药,其口干的不良反应较溴化异丙托品常见,但并不严重,多数患者可以耐受。

5.β_2 受体激动药

其能舒张支气管,并有刺激支气管上皮细胞纤毛运动以利排痰的作用,可以预防各种刺激引起的支气管痉挛。常用的气雾剂有沙丁胺醇、特布他林等。前者每次吸入 100~200 μg(即喷吸1~2次),每天 3~4 次,后者每次吸入 250~500 μg,每天 3~4 次,吸入后起效时间为 5 分钟,1 小时作用达高峰,维持 4~6 小时。

6.氨茶碱

其有舒张支气管,加强支气管上皮细胞纤毛运动,改善膈肌收缩力的作用,根据病情缓急,可口服或静脉滴注,但后者可使心率增快,宜慎用,目前有长效茶碱控释片,每天 2 次,一次 1 片,可维持疗效 24 小时。茶碱血浓度监测对估计疗效和不良反应有一定意义,>5 mg/L 即有治疗作用,>15 mg/L 时,不良反应明显增加。

7.糖皮质激素

长期吸入皮质激素并不能改变 COPD 患者 FEV_1 下降的趋势,但对 FEV_1 <50% 预计值并有症状和反复发生急性加重的 COPD 患者,规则地每天吸入布地奈德/福莫特罗,或沙美特罗/氟地卡松联合制剂可减少急性加重的发作。前者干粉每吸的剂量为 160 $\mu g/4.5$ μg,后者干粉每吸的剂量为 50 $\mu g/250$ μg,每次

1～2吸,每天2次。

8.氧疗

氧疗的指征为:①$PaO_2 \leqslant 7.3$ kPa(55 mmHg)或动脉血氧饱和度(SaO_2)$\leqslant 88\%$,有或无高碳酸血症;②$PaO_2 7.3 \sim 8.0$ kPa($55 \sim 60$ mmHg),或 $SaO_2 < 89\%$,并有肺动脉高压、心力衰竭水肿或红细胞增多症(血细胞比容$>55\%$)。COPD呼吸衰竭患者除低氧血症外,常伴有二氧化碳潴留,吸入氧浓度(FiO_2)过高,会加重二氧化碳潴留,对呼吸衰竭患者应控制性给氧,氧流量1～2 L/min。呼吸衰竭患者最大的威胁为低氧血症,因会造成脑缺氧的不可逆性损害,因此对COPD合并明显的低氧血症患者,应首先给氧,但氧疗的目标是在静息状态下,将 PaO_2 提高到$8.0 \sim 10.0$ kPa($60 \sim 75$ mmHg),或使 SaO_2 升至$90\% \sim 92\%$,如果要求更高,则需加大 FiO_2,容易发生二氧化碳麻醉。

对COPD所致的慢性低氧血症患者,使用长期的家庭氧疗,每天吸氧$\geqslant 15$小时,生存率有所改善。长期吸氧可以缓解患者的呼吸困难,改善生活质量,树立生活信心,对肺源性心脏病患者可以降低肺动脉压,改善心功能,因此应作为一个重要的治疗手段。

9.强心药与血管扩张药

对肺源性心脏病患者除伴有左心衰竭或室上性快速心律失常需用洋地黄外,一般不宜用,因缺氧时容易发生洋地黄中毒,对肺源性心脏病的治疗主要依靠纠正低氧血症和高碳酸血症,改善通气,控制感染,适当利尿等。近年来使用血管扩张药以降低肺动脉压的报道很多,其目的是减少右心室的后负荷,增加心排血量,改善氧合和组织的供氧,但使用血管扩张药后,有些患者的 PaO_2 反而下降,因COPD患者缺氧的主要原因,是肺内的 V/Q 比例不平衡,低 V/Q 区因为流经肺泡的血液不能充分氧合,势必降低 PaO_2,出于机体的自我保护机制,低 V/Q 区的供血小动脉发生反射性痉挛,以维持 V/Q 比例的平衡,使用血管扩张药后,低 V/Q 区的供血增加,又恢复了 V/Q 比例的不平衡,故 PaO_2 下降,而这部分增加的供血,则是由正常 V/Q 区或高 V/Q 区转来,使这两个区域的 V>Q,增加了无效腔通气,使 $PaCO_2$ 增加。一氧化碳吸入是选择性肺血管扩张药,但对COPD的缺氧治疗同样无效,还会增加 V/Q 比例的不平衡,而对急性呼吸窘迫综合征(ARDS)治疗有效,是因后者的缺氧机制是肺内分流,而前者的缺氧机制是 V/Q 比例不平衡,故吸入一氧化碳对COPD不宜。

10.肺减容手术(lung volume reduction surgery,LVRS)

对非均匀性肺气肿,上叶肺气肿较重而活动耐力下降的患者,切除过度扩张的部分,保留较轻的部分,可以减少 TLC、FRC,改善肺的弹性压与呼吸肌功能,改善生活质量,但由于费用昂贵,又是一种姑息手术,只能有选择地用于某些患者。

11.肺移植

对晚期 COPD 患者,经过适当的选择,肺移植可改善肺功能和生活质量,但肺移植的并发症多,成功率低,费用高,目前很难推广。

12.呼吸锻炼

对 COPD 患者应鼓励其做缓慢的深吸气深呼气运动,胸腹动作要协调,深呼气时要缩唇,以增加呼气时的阻力,防止气道萎陷,每天要有适合于自身体力的运动,以增加活动的耐力。

13.营养支持

重度 COPD 患者常有营养不良表现,可影响呼吸肌功能和呼吸道的防御功能,因此饮食中应含足够的热量和营养成分,接受呼吸机治疗的 COPD 患者,如果输入碳水化合物过多,会加重高碳酸血症,但对非呼吸机治疗患者则不必过多地限制碳水化合物,因减少碳水化合物,必然要增加脂肪含量,会引起患者厌食,营养支持是否能减少重症的发作和病死率,尚有待进一步的研究。

总之,稳定期 COPD 的治疗应根据病情而异,其分级治疗,表5-3 可供参考。

表 5-3　稳定期 COPD 患者的推荐治疗

分期	特征	治疗方案
Ⅰ级(轻度)	$FEV_1/FVC<70\%$,$FEV_1\geq80\%$预计值	避免危险因素;接种流感疫苗;按需使用支气管扩张药
Ⅱ级(中度)	$FEV_1/FVC<70\%$,$50\%\leq FEV_1<80\%$预计值	在上一级治疗的基础上,规律应用一种或多种长效支气管扩张药,康复治疗
Ⅲ级(重度)	$FEV_1/FVC<70\%$,$30\%\leq FEV_1<50\%$预计值	在上一级治疗的基础上,反复急性发作,可吸入糖皮质激素
Ⅳ级(极重度)	$FEV_1/FVC<70\%$,$FEV_1<30\%$预计值或 $30\%\leq FEV_1<50\%$预计值,伴有慢性呼吸衰竭	在上一级治疗的基础上,如有呼吸衰竭、长期氧疗,可考虑外科治疗

(二)急性加重期的治疗

(1)重症患者应测动脉血气,如果 pH 失代偿,说明患者的病情是近期内加重,肾脏还未来得及代偿。应当详细了解过去急性加重的诱因、频率和治疗情况,稳定期和加重期的血气情况,以作为此次治疗的参考。

(2)去除诱因。COPD急性加重的诱因常见的有呼吸道感染(病毒或细菌)、空气污染,其他如使用镇静药、吸氧浓度过高或其他并发症,也可使病情加重,其中吸氧浓度过高,可抑制呼吸,$PaCO_2$上升,以致发生神志障碍,甚为常见,必须仔细询问病史,当$PaCO_2$在12.0 kPa(90 mmHg)以上,又有吸氧史,常常提示吸氧浓度过高,应采用控制性给氧。肺源性心脏病患者因使用利尿药或皮质激素,均容易造成低钾、低氯性代谢性碱中毒,代谢性碱中毒可抑制呼吸,脑血管收缩和氧解离曲线左移,加重缺氧,去除诱因后,病情自然会有所好转。其他肺炎、肺血栓栓塞、左心衰竭、自发性气胸等所产生的症状也很类似COPD急性加重,必须仔细鉴别,予以相应的治疗。

(3)低流量氧吸入,每分钟氧流量≤2 L,氧疗的目标是保持PaO_2在8.0~10.0 kPa(60~75 mmHg),或SaO_2 90%~92%,吸氧后30~60分钟应再测血气,如果PaO_2上升且pH下降不明显,或病情好转,说明给氧适当,如果PaO_2>10.0 kPa(75 mmHg),就有可能加重二氧化碳潴留和酸中毒。

(4)重症患者可经雾化器吸入支气管舒张药,0.025%溴化异丙托品水溶液2 mL(0.5 mg)加生理盐水1 mL和(或)0.5%沙丁胺醇0.5 mL加生理盐水2 mL吸入,4~6小时一次,雾化器的气源应使用压缩空气,而避免用氧气,因使用雾化器时,气源的流量近5~7 L/min,可使$PaCO_2$急剧升高,但在用雾化器时,应同时给予低流量氧吸入。在急性加重期也可联合糖皮质激素和β_2受体激动药治疗,或短效支气管舒张药,加用噻托溴铵。

(5)酌情静脉滴注氨茶碱500~750 mg/d,速度宜慢,在可能条件下应动态监测氨茶碱血清浓度,使其保持在10~15 μg/mL。

(6)应用广谱抗生素和祛痰药。

(7)如无糖尿病、溃疡、高血压等禁忌证,可口服泼尼松30~40 mg/d,或静脉滴注其他相当剂量的糖皮质激素,共7~10天。延长疗程并不会增加疗效,反而增加不良反应。

(8)如有肺源性心脏病心衰体征,可适当应用利尿药。

(9)机械通气治疗。目的是通过机械通气,支持生命,降低病死率,缓解症状,同时争取时间,通过药物等其他治疗使病情得到逆转。机械通气包括有创或无创,近年来通过随机对照研究,证明无创通气治疗急性呼吸衰竭的成功率能达80%~85%,能够降低$PaCO_2$,改善呼吸性酸中毒,减少呼吸频率和呼吸困难,缩短住院时间,因为减少了插管有创通气,避免了并发症,也就降低了病死率,但无创通气并非适合所有患者,其适应证和禁忌证见表 5-4。有创性机械通气的适应证见表 5-5。

表 5-4　无创性正压通气在 COPD 加重期的应用指征

适应证(至少符合其中两项)

　　中至重度呼吸困难,伴辅助呼吸肌参与呼吸并出现胸腹矛盾呼吸运动

　　中至重度酸中毒(pH7.30～7.35)和高碳酸血症[$PaCO_2$6.0～8.0 kPa(45～60 mmHg)]

　　呼吸频率>25/min

禁忌证(符合下列条件之一)

　　呼吸抑制或停止

　　心血管系统功能不稳定(低血压,心律失常,心肌梗死)

　　嗜睡、意识障碍或不合作者

　　易误吸者(吞咽反射异常,严重上消化道出血)

　　痰液黏稠或有大量气道分泌物

　　近期曾行面部或胃食管手术

　　头面部外伤,固有的鼻咽部异常

　　极度肥胖

　　严重的胃肠胀气

表 5-5　有创性机械通气在 COPD 加重期的应用指征

严重呼吸困难,辅助呼吸肌参与呼吸,并出现胸腹矛盾呼吸运动

呼吸频率>35/min

危及生命的低氧血症(PaO_2<5.3 kPa/40 mmHg 或 PaO_2/FiO_2<26.7 kPa/200 mmHg

严重的呼吸性酸中毒(pH<7.25)及高碳酸血症

呼吸抑制或停止

嗜睡、意识障碍

严重心血管系统并发症(低血压、休克、心力衰竭)

其他并发症(代谢紊乱、脓毒血症、肺炎、肺血栓栓塞、气压伤、大量胸腔积液)

无创性正压通气治疗失败或存在无创性正压通气的使用禁忌证

　　机械通气的目标是使 PaO_2 维持在 8.0～10.0 kPa(60～75 mmHg),或 $SaO_2$90%～92%,$PaCO_2$ 也不必降至正常范围,而是使其恢复至稳定期水平,pH 保持正常即可,如果要使 $PaCO_2$ 降至正常,则会增加脱机的困难,同时 $PaCO_2$ 下降过快,肾脏没有足够的时间代偿,排出体内过多的 HCO_3 由呼吸性酸中毒转为代谢性碱中毒,对机体极为不利。

（10）呼吸兴奋药。COPD 呼吸衰竭急性加重期患者,是否应使用呼吸兴奋药,尚有不同意见,呼吸衰竭患者大多有呼吸中枢兴奋性增高,对这类患者使用呼吸兴奋药,徒然增加全身的氧耗,弊多利少。

（三）预后

影响预后的因素很多,但据观察,与预后关系最为密切的是患者的年龄与初始 FEV_1 值,年龄愈大、初始 FEV_1 值愈低,则预后愈差,长期家庭氧疗已被证明可改善预后。COPD 的预后,在个体间的差异较大,因此对一个具体患者,预言其生存时间的长短是不明智的。

九、慢性阻塞性肺疾病合并急性呼吸衰竭

慢性阻塞性肺疾病（COPD）是一种常见的呼吸系统疾病,由于其患病人数多,病死率高,社会经济负担重,已成为一个重要的公共卫生问题。在世界,COPD 居当前死亡原因的第四位。根据世界银行/世界卫生组织发表的研究,至2020 年 COPD 将成为世界疾病经济负担的第五位。在我国,COPD 同样是严重危害人民群体健康的重要慢性呼吸系统疾病,近来对我国北部及中部地区农村102 230 成年人群调查,COPD 约占 15 岁以上人口的 3％,患病率之高是十分惊人的。

为了促使对 COPD 这一疾病的关注,降低 COPD 的患病率和病死率,继欧、美等各国制定 COPD 诊治指南以后,2001 年 4 月美国国立心、肺、血液研究所（NHLBI）和世界卫生组织（WHO）共同发表了《慢性阻塞性肺疾病全球倡议》。

（一）定义

COPD 是一种具有气流受限特征的疾病,气流受限不完全可逆、呈进行性发展,与肺部对有害气体或有害颗粒的异常炎症反应有关。目前 COPD 合并急性呼吸衰竭（ARF）尚无确切定义,其特征为慢性呼吸困难急性加重,常伴有喘息、胸闷、咳嗽加剧、痰量增多、痰液颜色和(或)黏度改变、发热及气体交换受损,气体交换受损表现为静息时动脉二氧化碳分压升高伴呼吸性酸中毒和低氧血症。通常情况下,ARF 患者的血气分析提示：PaO_2 低于8.0 kPa（60 mmHg）和（或）$PaCO_2$ 高于 6.7 kPa（50 mmHg）。

（二）发病机制

COPD 合并 ARF 的发病机制尚未完全明了。目前普遍认为与 COPD 的发病机制密切相关,以气道、肺实质和肺血管的慢性炎症为特征,在肺的不同部位

有肺泡巨噬细胞、T细胞(尤其是$CD8^+$)和中性粒细胞增加。激活的炎症细胞释放多种介质,包括白三烯B_4(LTB_4)、白介素8(IL-8)、肿瘤坏死因子α(TNF-α)和其他介质。这些介质能破坏肺的结构和(或)促进中性粒细胞炎症反应。除炎症外,肺部的蛋白酶和抗蛋白酶失衡及氧化与抗氧化失衡也在COPD发病中起重要作用。吸入有害颗粒或气体可导致肺部炎症;吸烟能诱发炎症并直接损害肺脏;COPD的各种危险因素都可产生类似的炎症过程,从而导致COPD的发生。

COPD合并ARF时存在缺氧和二氧化碳潴留,其发病机制考虑与以下因素有关。

1.通气不足

健康成人呼吸空气时,约需4 L/min肺泡通气量,才能保持有效氧和二氧化碳通过血气屏障进行气体交换的气体分压差。肺泡通气量不足,肺泡氧分压下降,二氧化碳分压增加,肺泡-毛细血管分压差减少,都可诱发呼吸衰竭。

2.弥散障碍

弥散是氧和二氧化碳通过呼吸膜进行气体交换的过程。二氧化碳弥散能力是氧的20倍,故在病理情况下弥散障碍主要影响氧的交换,产生单纯缺氧。在临床上肺的气体弥散面积减少(如肺实质病变、肺气肿等)和弥散膜增厚(如肺间质纤维化、肺水肿等)均可引起氧的弥散障碍而导致低氧。

3.通气/血流比例失调

肺泡通气量与灌注周围毛细血管血流的比例必须协调,才能保证有效的气体交换。一般肺泡通气为4 L/min,肺毛细血管血流量为5 L/min,二者的比例为0.8。当通气/血流比值大于0.8时,则形成生理无效腔增加;当通气/血流比值小于0.8时,造成右向左分流。通气血流比例失调通常仅产生缺氧,并无二氧化碳潴留。这是由于:①静-动脉血二氧化碳分压差较小,仅0.8 kPa(6 mmHg)。二氧化碳弥散能力大,约为氧气的20倍,可借健全的肺泡过度通气,排出较多的二氧化碳,不致出现二氧化碳潴留。然而,严重的通气/血流比例失调亦可导致二氧化碳潴留。②氧解离曲线呈S形,健全肺泡毛细血管血氧饱和度已处于曲线的平坦段,吸气时肺泡氧分压虽有所增加,但血氧饱和度上升极少,因此,借健全的通气过度的肺泡不能代偿通气不足的肺泡所致的摄氧不足,发生缺氧。

4.动-静脉分流

肺动静脉瘘或由于肺部病变如肺泡萎陷、肺不张、肺炎和肺水肿,均可导致肺内分流量增加,使静脉血没有接触肺泡气进行气体交换的机会,直接流入肺静脉。故提高吸氧浓度并不能增加动脉血氧分压。如分流量超过30%以上,吸氧对血氧分压的影响有限。

5.氧耗量

氧耗量增加是呼吸功能不全时加重缺氧的原因之一。发热、寒战、呼吸困难和抽搐均增加氧耗量。

(三)病理及病理生理

COPD合并ARF的病理学改变是在COPD的基础上形成的,特征性的病理学改变存在于中央气道、外周气道、肺实质和肺的血管系统。在中央气道-气管、支气管及内径大于2~4 mm的细支气管,炎症细胞浸润表层上皮,黏液分泌腺增大和杯状细胞增多使黏液分泌增加。在外周气道内径小于2 mm的小支气管和细支气管内,慢性炎症导致气道壁损伤和修复过程反复循环发生。修复过程导致气道壁结构重构,胶原含量增加及瘢痕组织形成,这些病理改变造成气腔狭窄,引起固定性气道阻塞。

典型的肺实质破坏表现为小叶中央型肺气肿,涉及呼吸性细支气管的扩张和破坏。病情较轻时,这些破坏常发生于肺的上部区域,但病情发展可弥漫分布于全肺,并有肺毛细血管床的破坏。由于遗传因素或炎症细胞和介质的作用,肺内源性蛋白酶和抗蛋白酶失衡,为肺气肿性肺破坏的主要机制,氧化作用和其他炎症后果也起作用。

肺血管的改变以血管壁的增厚为特征,这种增厚始于疾病的早期。内膜增厚是最早的结构改变,接着出现平滑肌增加和血管壁炎症细胞浸润。COPD合并急性呼吸衰竭,由于低氧导致肺动脉广泛收缩,进一步增加右心负荷。

在COPD肺部病理学改变的基础上出现相应COPD特征性病理生理学改变,包括黏液高分泌、纤毛功能失调、气流受限、肺过度充气、气体交换异常、肺动脉高压和肺源性心脏病。黏液高分泌和纤毛功能失调导致慢性咳嗽及多痰,这些症状可出现在其他症状和病理生理异常发生之前。呼气气流受限是COPD病理生理改变的标志,是疾病诊断的关键,主要是由气道固定性阻塞及随之发生的气道阻力增加所致。肺泡附着的破坏,使小气道维持开放的能力受损,但这在气流受限中所起的作用较小。

随着COPD的进展,外周气道阻塞、肺实质破坏及肺血管的异常等减少了肺气体交换容量,产生低氧血症,以后可出现高碳酸血症。长期慢性缺氧可导致肺血管广泛收缩和肺动脉高压,常伴有血管内膜增生,某些血管发生纤维化和闭塞,造成肺循环的结构重组。在肺血管结构重组的过程中可能涉及血管内皮生长因子、成纤维生成因子及内皮素 1(ET-1)。慢性缺氧所致的肺动脉高压患者,肺血管内皮的 ET-1 表达显著增加。在 COPD 后期产生的肺动脉高压中 ET-1 具有一定作用。COPD 晚期出现的肺动脉高压是 COPD 重要的心血管并发症,并进而产生慢性肺源性心脏病及右心衰竭,提示预后不良。

(四)诱因

1.降低通气驱动力

过量使用镇静药、安眠药和麻醉药,甲状腺功能减退和脑干损伤等。

2.呼吸肌群功能降低

营养不良、休克、肌病、低磷血症、低镁血症、低钙血症、低钾血症、重症肌无力、中枢和外周神经损伤、药物(氨基糖苷类、类固醇药物)和心律失常等。

3.减少胸壁弹性

肋骨骨折、胸腔积液、气胸、肠梗阻、腹胀和腹水等。

4.降低肺弹性或气体交换容积

肺不张、肺水肿和肺炎等。

5.增加气道阻力

支气管痉挛(吸入变应原等)、气道炎症(病毒或细菌感染、环境污染、吸烟等)、上呼吸道阻塞(阻塞性睡眠呼吸暂停低通气综合征等)等。

6.增加机体代谢需氧量

全身感染、甲状腺功能亢进等。

(五)临床表现

1.病史

COPD 患病过程应有以下特征。①吸烟史:多有长期较大量吸烟史。②职业性或环境有害物质接触史:如较长期粉尘、烟雾、有害颗粒或有害气体接触史。③家族史:COPD 有家族聚集倾向。④发病年龄及好发季节:多于中年以后发病,症状好发于秋冬寒冷季节,常有反复呼吸道感染及急性加重史。随病情进展,急性加重愈渐频繁。⑤慢性肺源性心脏病史:COPD 后期出现低氧血症和(或)高碳酸血症,可并发慢性肺源性心脏病和右心衰竭。

2.症状

(1)呼吸系统症状。①咳嗽、咳痰:在慢性咳嗽、咳痰的基础上痰量明显增加,呈黄绿色或脓痰。②气急、胸闷:COPD 加重时呼吸困难加重,严重者不能平卧,被迫取坐位,辅助呼吸肌参与呼吸。③胸痛。④呼吸衰竭:缺氧、CO_2 潴留及酸中毒的表现,呼吸节律、频率与强度都可异常。$PaCO_2$ 超过 8.0 kPa(60 mmHg)或急剧上升时,可出现 CO_2 麻醉(肺性脑病)。表现为睡眠倒错,即白天思睡而夜间失眠,晨起因夜间 CO_2 潴留而出现头痛,后出现精神症状,如嗜睡、朦胧或不同程度的昏迷,亦可为兴奋性的,如烦躁不安、抽搐以致惊厥。

(2)心血管系统症状。主要是右心衰竭,可伴有左心衰竭。右心衰竭早期可表现为咳嗽、气急、心悸、下肢轻度水肿等,加重时可出现气急加重、上腹胀痛、食欲缺乏、尿量少、腹水等。

3.体征

COPD 早期体征可不明显,随疾病进展常有以下体征:①视诊及触诊,胸廓形态异常,呈桶状胸,包括胸部过度膨胀、前后径增大、剑突下胸骨下角(腹上角)增宽及腹部膨凸等;常见呼吸变浅、频率增快、辅助呼吸肌如斜角肌及胸锁乳突肌参加呼吸运动,重症可出现胸腹矛盾运动;呼吸困难加重时常采取前倾坐位;低氧血症者可出现黏膜及皮肤发绀,伴右心衰者可见颈静脉充盈或怒张、肝脏增大、下肢水肿。②叩诊,由于肺过度充气使心浊音界缩小,肺肝浊音界下移,肺叩诊可呈过度清音。③听诊,两肺呼吸音可减低,呼气延长,平静呼吸时可闻及干性啰音,两肺底或其他肺野可闻及湿啰音;心音遥远,剑突部心音较清晰响亮。

当合并急性呼吸衰竭时可有以下表现:①发热,急性感染时体温可急剧升高。②发绀,常有口唇、舌、鼻尖和指甲的发绀。③肺部体征,多数患者有肺气肿征象、心浊音界多缩小甚至消失。呼吸显著减弱,呼气时间延长,肺底可有干湿啰音,有时可有哮鸣音和广泛的湿啰音。④心脏体征,当有肺动脉高压、右心室肥厚时可出现肺动脉第二音亢进和三尖瓣区收缩期杂音。右心衰竭时可出现心率增快、胸骨左下缘和剑突下闻及收缩期吹风样杂音和舒张期奔马律。常有颈静脉怒张、肝大压痛、肝颈静脉回流征阳性、下肢甚至全身皮下水肿,少数病例腹部有移动性浊音。

(六)实验室检查及特殊检查

1.血常规

长期缺氧可使血红蛋白含量和红细胞计数增多。合并呼吸道感染时白细胞计数 $>10.0×10^9/L$,中性粒细胞计数 $>7.5×10^9/L$。

2.肺功能检查

肺功能检查是判断气流受限且重复性好的客观指标,对 COPD 的诊断、严重度评价、疾病进展、预后及治疗反应等均有重要意义。气流受限是以第 1 秒用力呼气量(FEV_1)和 FEV_1 与用力肺活量(FVC)之比(FEV_1/FVC)降低来确定的。FEV_1/FVC 是 COPD 的一项敏感指标,可检出轻度气流受限。FEV_1 占预计值的百分比是中、重度气流受限的良好指标,它变异性小,易于操作,应作为 COPD 肺功能检查的基本项目。吸入支气管舒张剂后 $FEV_1<80\%$ 预计值且 $FEV_1/FVC<70\%$ 者,可确定为不能完全可逆的气流受限。呼气峰流速(PEF)及最大呼气流量-容积曲线(MEFV)也可作为气流受限的参考指标,但 COPD 时 PEF 与 FEV_1 的相关性不够强,PEF 有可能低估气流阻塞的程度。气流受限可导致肺过度充气,使肺总量(TLC)、功能残气量(FRC)和残气容积(RV)增高,肺活量(VC)减低。TLC 增加不及 RV 增加的程度大,故 RV/TLC 增高。肺泡隔破坏及肺毛细血管床丧失可使弥散功能受损,一氧化碳弥散量(D_LCO)降低,D_LCO 与肺泡通气量(V_A)之比(D_LCO/V_A)比单纯 D_LCO 更敏感。作为辅助检查,支气管舒张试验有一定价值,因为:①有利于鉴别 COPD 与支气管哮喘。②可获知患者能达到的最佳肺功能状态。③与预后有更好的相关性。④可预测患者对支气管舒张剂和吸入皮质激素的治疗反应。

3.胸部 X 线检查

X 线检查对确定肺部并发症及与其他疾病(如肺间质纤维化、肺结核等)鉴别有重要意义。COPD 早期胸片可无明显变化,以后出现肺纹理增多、紊乱等非特征性改变。主要 X 线征为肺过度充气,肺容积增大,胸腔前后径增长,肋骨走向变平,肺野透亮度增高,横膈位置低平,心脏悬垂狭长,肺门血管纹理呈残根状,肺野外周血管纹理纤细稀少等,有时可见肺大疱形成。并发肺动脉高压和肺源性心脏病时,除右心增大的 X 线征外,还可有肺动脉圆锥膨隆,肺门血管影扩大及右下肺动脉增宽等。

4.胸部 CT 检查

CT 检查一般不作为常规检查,但当诊断有疑问时高分辨率 CT(HRCT)有助于鉴别诊断。另外,HRCT 对辨别小叶中央型或全小叶型肺气肿及确定肺大疱的大小和数量有很高的敏感性和特异性,对预计肺大疱切除或外科减容手术等的效果有一定价值。

5.血气检查

血气检查对晚期患者十分重要。$FEV_1<40\%$ 预计值者及具有呼吸衰竭或右心衰竭临床征象者均应做血气检查。血气异常首先表现为轻、中度低氧血症。随疾病进展,低氧血症逐渐加重,并出现高碳酸血症。呼吸衰竭的血气诊断标准为海平面吸空气时动脉血氧分压(PaO_2)降低[<8.0 kPa(60 mmHg)]伴或不伴动脉血二氧化碳分压($PaCO_2$)增高[$\geqslant6.7$ kPa(60 mmHg)]。

6.其他化验检查

(1)肝、肾功能：急性加重期尿中可出现少量蛋白、管型和白细胞。血尿素氮可高于正常。少数患者可并发肾衰竭和肝功能损害。

(2)血电解质和酸碱平衡。①酸碱平衡紊乱：呼吸性酸中毒多见，$PaCO_2$ 升高，碳酸氢盐（HCO_3^-）相对减少，剩余碱（BE）呈负值，pH 低于 7.35。复合性酸碱失衡中以呼吸性酸中毒合并代谢性碱中毒多见，此时 pH 及 HCO_3^- 显著降低，BE 呈负值。少数患者可有呼吸性碱中毒，这是由于机械通气时通气过量，使 $PaCO_2$ 下降至正常值以下所致。②电解质紊乱：有低氯、低钾、低钠、高钾，也可有高钠、低镁、低钙等情况。

(3)痰液检查：并发感染时痰涂片可见大量白细胞，痰培养可检出各种病原菌，常见者为肺炎链球菌、流感嗜血杆菌、卡他摩拉菌、肺炎克雷伯杆菌等。

7.诊断

根据 COPD 患病史，在慢性咳嗽、咳痰的基础上痰量明显增加，呈黄绿色或脓痰；体温可急剧升高；呼吸困难加重，严重者不能平卧，被迫取坐位，辅助呼吸肌参与呼吸；胸痛；出现缺氧、CO_2 潴留及酸中毒的表现；呼吸节律、频率与强度都可异常，$PaCO_2$ 超过 8.0 kPa（60 mmHg）或急剧上升时可表现为睡眠倒错，即白天思睡而夜间失眠，晨起出现头痛、嗜睡、朦胧或不同程度的昏迷，或烦躁不安、抽搐以至惊厥。合并右心力衰竭时，早期可表现为咳嗽、气急、心悸、下肢轻度水肿等，加重时可出现气急加重、上腹胀痛、食欲缺乏、尿少、腹水等。常有口唇、舌、鼻尖和指甲的发绀。多数患者有肺气肿征象、心浊音界多缩小甚至消失。呼吸显著减弱，呼气时间延长，肺底可有干湿啰音，有时可有哮鸣音和广泛的湿啰音。当有肺动脉高压、右心室肥厚时可出现肺动脉第二音亢进和三尖瓣区收缩期杂音。右心衰竭时可出现心率增快、胸骨左下缘和剑突下闻及收缩期吹风样杂音和舒张期奔马律。常有颈静脉怒张、肝大压痛、肝颈静脉回流征阳性、下肢甚至全身皮下水肿，少数病例腹部有移动性浊音等临床症状、体征，结合实验室检查等资料，综合分析确定。存在不完全可逆性气流受限是诊断 COPD 的必备条件。肺功能检查是诊断 COPD 的金标准。用支气管舒张剂后 $FEV_1<80\%$ 预计值及 $FEV_1/FVC<70\%$ 可确定为不完全可逆性气流受限。COPD 早期轻度气流受限时可有或无临床症状。胸部 X 线检查有助于确定肺过度充气的程度及与其他肺部疾病鉴别。

(八)鉴别诊断

1.支气管哮喘

多在儿童或青少年期起病,常伴过敏体质、过敏性鼻炎和(或)湿疹等,部分患者有哮喘家族史。以发作性哮喘为特征,血嗜酸性粒细胞可升高,血免疫球蛋白 E(IgE)增高,支气管激发或舒张试验阳性。

2.充血性心力衰竭

多有高血压、冠状动脉粥样硬化、二尖瓣狭窄等病史,发作以夜间较重,稍咳,可伴有血性泡沫痰,双肺底有湿性啰音,胸片显示心脏扩大、肺水肿。

3.支气管扩张

多数患者有大量脓性痰或反复大量咯血史。胸部 X 线或高分辨 CT 显示支气管扩张、支气管壁增厚。

4.气胸

常有突发胸部锐痛、刺激性干咳,患侧叩诊呈鼓音、呼吸音明显减弱或消失。胸部 X 线上显示无肺纹理的均匀透亮区,其内侧有呈弧形的线状肺压缩边缘。

5.胸腔积液

患侧液平面以下叩诊浊音,呼吸音明显减弱或消失,胸片可见肋膈角变钝,中等量积液时可见密度均匀阴影,其上缘呈下凹的弧形影。

6.肺栓塞

有栓子来源的基础病,$PaCO_2$ 降低,$P_{(A-a)}$ 增高,肺 V/Q 显像、肺动脉造影可确诊。

(九)治疗

COPD 患者发生 ARF 的治疗原则是:①纠正威胁生命的低氧血症,使动脉血氧饱和度(SaO_2)＞90%。②纠正威胁生命的呼吸性酸中毒,使 pH＞7.2。③治疗原发病。④防止和治疗并发症,营养支持治疗。具体措施如下。

1.评估病情的严重性

根据症状、血气、胸部 X 线等评估病情的严重性。

2.低氧血症的治疗

予控制性氧疗,30 分钟后复查血气,以确认氧合满意而未引起 CO_2 潴留或酸中毒。如果胸部 X 线片未显示肺浸润,吸室内空气时 $PaCO_2$ 在 5.3～6.7 kPa (40～50 mmHg),可用鼻导管或鼻塞供氧,氧流量由 1～2 L/min 开始,以后根据动脉血气调整。如果患者存在肺炎或充血性心力衰竭,胸部 X 线上有新出现的肺浸润,则开始治疗时应增加供氧量(如吸氧浓度在35%～40%),$PaCO_2$ >8.0 kPa(60 mmHg)或SaO_2>90%是合理的氧疗指标。若低浓度氧疗不能使SaO_2达适当水平,应提高吸氧浓度。常用的吸氧方法有以下几种。

(1)鼻导管或鼻塞给氧:此为常用的氧疗方法,吸入氧浓度(FiO_2)与吸入氧流量大致呈如下关系:FiO_2＝[21＋4×吸入氧流量(L/min)]×100%。这只是粗略的估计值。在同样吸氧流量下,FiO_2还与潮气量、呼吸频率、分钟通气量和吸呼比等因素有关。总的来说每分通气量较小时,实际FiO_2要比计算值高;相反则较计算值低。张口呼吸时的计算值亦低。

(2)简易开放面罩:面罩两侧有气孔,呼出气可经气孔排出,当氧流量大于4 L/min时不会产生重复呼吸现象。增大氧流量最高FiO_2可达50%～60%。这种面罩封闭不好,FiO_2不稳定是其主要缺点。

(3)空气稀释面罩:Venturi面罩是通过Venturi原理,利用氧流量产生负压,吸入空气以稀释氧,调节空气进量,可控制吸入氧浓度在25%～50%范围内,面罩内氧浓度相对稳定,其缺点是进食、咳痰不便。氧疗中的注意事项有以下几种。①重视病因及综合治疗:氧疗不能代替病因及其他综合治疗。如对感染和呼吸困难的患者适当应用抗生素和平喘药物,控制感染、消除气道痉挛,注意调节水、电解质平衡等。②加强氧疗监护:要观察患者的意识、发绀、呼吸、心率变化。如意识清楚、发绀好转、心率减少10次/分以上说明氧疗有效。对高浓度氧疗特别是正压机械通气,要防止氧中毒。氧中毒对肺和全身组织细胞都能引起损伤,引起组织细胞损伤的原因是氧化基团和过氧化氢相互作用侵犯DNA和细胞膜的后果。症状为头晕、疲倦乏力、全身麻木、面部肢体肌肉抽搐、顽固性咳嗽、心率增快、心律失常等。③吸入氧气湿化:应用安全加热装置,将湿化瓶内水持续加热50～70 ℃,输出氧温度与体温接近。水蒸气含量高有利于痰咳出。④氧疗用具消毒:鼻塞、面罩、湿化瓶、气管套管等应严格消毒或更换,预防交叉感染及继发感染。⑤严防火源靠近:氧能助燃,氧疗时要严防火源靠近,不能在其附近吸烟。

3.呼吸性酸中毒的治疗

酸中毒较轻时,通过改善低氧、纠正二氧化碳潴留,酸中毒可纠正;酸中毒严重时(pH<7.2)可静脉内应用少量碳酸氢钠。

4.原发病的治疗

(1)急性诱因的治疗:当有细菌感染时应根据患者所在地常见病原菌类型及药敏情况积极选用抗生素。长期应用广谱抗生素和激素者易继发真菌感染,宜采取预防和抗真菌措施。①单药治疗：随着广谱β-内酰胺和氟喹诺酮类药的问世，临床开始单用亚胺培南、头孢哌酮舒巴坦、头孢他啶、替卡西林/克拉维酸等治疗下呼吸道感染，临床治愈率常可达80％以上。单药疗法的明显缺点是抗菌谱不可能覆盖所有致病菌，而呼吸道感染特别是院内呼吸道感染，常由多种细菌混合感染所致。氟喹诺酮类药对肠杆菌科和流感嗜血杆菌有较强杀菌作用，但对肺炎链球菌和厌氧菌作用较弱。第二代头孢菌素和氟喹诺酮类药对金黄色葡萄球菌有效，而第三代头孢菌素如头孢他啶等对其作用甚弱。头孢噻肟对铜绿假单胞菌作用较弱等。单药疗法还易出现耐药菌株和重复感染，有单用亚胺培南或氟喹诺酮类药后出现耐药金黄色葡萄球菌、铜绿假单胞菌等报道。②联合用药：应选用针对常见致呼吸道感染的革兰阳性或阴性病原菌的抗生素。常用方案：β-内酰胺类＋氨基糖苷类；β-内酰胺类＋氟喹诺酮类；氨基糖苷类＋氟喹诺酮类药；β-内酰胺类＋β-内酰胺类；克林霉素＋氨基糖苷类。联合用药的优点是拓宽抗菌谱、减少重复感染概率、延缓耐药菌株的出现。选用抗生素时应考虑既往用药、基础病、发病过程及治疗反应等因素。如慢性支气管炎患者易受流感嗜血杆菌感染；接受激素治疗的神经外科患者以金黄色葡萄球菌感染常见，肺囊性纤维化和接受机械通气治疗者常有铜绿假单胞菌感染；治疗术后呼吸道感染应兼顾抗厌氧菌等。因此，临床上必须根据药物的作用特点及抗菌范围，并参照本地区细菌耐药情况，选择有效的抗生素治疗呼吸道感染。目前肺炎链球菌对青霉素仍相当敏感，有报道对耐药菌株大剂量青霉素仍有效，故对肺炎链球菌感染仍首选青霉素。对于金黄色葡萄球菌感染，90％菌株对青霉素耐药，50％菌株对苯唑西林耐药，临床上常选苯唑西林、头孢唑啉、头孢美唑、氟喹诺酮类等加一种氨基糖苷类药联用。亚胺培南、头孢哌酮/舒巴坦及第四代头孢菌素如头孢吡肟等也可选用。对于耐甲氧苯青霉素的金黄色葡萄球菌（MR-SA）感染，一般首选万古霉素。对于铜绿假单胞菌感染，可选择哌拉西林、头孢哌酮、头孢他啶、环丙沙星等与氨基糖苷类联用。第三代头孢菌素中以头孢他啶抗铜绿假单胞菌活性最强。亚胺培南、第四代头孢菌素、单环菌素类如氨曲南等也可选用。近年来，国内报道革兰阴性菌产生超广谱β-内酰胺酶（ESBL）日益增多，以克雷伯菌属及大肠埃希菌等肠杆菌科细菌为多见，对第三代头孢菌素普遍耐药，已引起临床高度重视。当怀疑细菌产生ESBL时，应考虑使用碳青霉烯类抗生素和ESBL抑制剂治疗。③抗厌氧菌治疗：厌氧菌所致的呼吸道感染常有下列特征：痰液呈臭味；标本涂片革兰染色有大量形态较一致的细菌，但普通细菌培养呈阴性；多有原发疾病和诱发因素如肺癌、支气管扩张症、意识障碍、胃肠道或生殖道手术后、长期应用免疫抑制剂或氨基糖苷类药等。目前常选用的抗厌氧菌药为青霉素、甲硝唑、克林霉素、替硝唑等。替硝唑为咪唑类药,对大多数厌氧菌有效,其中对脆弱拟杆菌和梭杆菌属的活性较甲硝唑强,常用剂量为 800 mg 静脉滴注,每天 1 次,连用 5～7 天。④抗真菌治疗:呼吸道感染经多种抗生素治疗无效,可能存在下列因素:长期应用广谱抗生素或抗生素,导致菌群失调;应用肾上腺皮质激素、免疫抑制剂、抗癌药物、放射治疗;恶性肿瘤、糖尿病、尿毒症、大面积烧伤、COPD 等,需高度怀疑真菌感染。应及时行痰培养找真菌丝或孢子、真菌培养及相关血清学检查。临床常用氟康唑、伊曲康唑、大蒜素、两性霉素 B 等。此外,青霉素为治疗放线菌病的首选药,磺胺药(复方 SMZ)为治疗奴卡菌病的首选药。部分慢性呼吸衰竭患者因年老体弱、机体反应性差,当出现呼吸道感染时常仅有咳嗽和咳痰或气道分泌物增加(机械通气时)的表现,或呼吸频率增快、PaO_2 降低。而较少有发热及外周血白细胞的升高,胸部 X 线检查可缺乏特征性改变。此时,观察咳嗽和咳痰或气道分泌物的变化常成为判断抗感染治疗是否有效的重要指标。

(2)慢性气流阻塞的治疗。①支气管舒张剂:COPD 患者发生 ARF 时首选短效、吸入性 β_2 受体激动剂。疗效不显著者加用抗胆碱能药物。以使用贮雾器或气动雾化器吸入比较合适。对于较为严重的 COPD 患者可考虑静脉滴注茶碱类药物;监测血茶碱浓度对估计疗效和不良反应有一定意义。口服茶碱缓释片,100 mg,每天 2 次,或静脉滴注氨茶碱,一般每天总量不超过 1 g。氨茶碱除松弛支气管平滑肌外,尚有抗炎、兴奋呼吸中枢、增强膈肌收缩力的作用。因茶碱可使患者出现心慌甚至心律失常,静脉使用时输液速度不宜过快。近年来,国内使用定量气雾器(MDI)和雾化器吸入 β_2 受体激动剂(常用沙丁胺醇或特布他林)治疗,效果较好,临床使用时需注意心脏的不良反应。国外将吸入抗胆碱能药物作为治疗 COPD 患者的首选治疗药物,常用溴化异丙托品(爱全乐)气雾剂,该药吸入后5～10 分钟起效,30～90 分钟时达血峰值,持续 4～6 小时。患者宜在应用支气管舒张剂基础上加服或静脉使用糖皮质激素。激素的剂量要权衡疗效及安全性,建议口服泼尼松龙每天 30～40 mg,连续 10～14 天。也可静脉给予甲泼尼龙。延长给药时间并不能增加疗效,反而使不良反应增加。②增加分泌物的排出:咳嗽是清除支气管分泌物的最有效方法。坐位咳嗽及应用支气管扩张剂后立即咳嗽可增加咳嗽的有效性。叩击背部及体位引流对痰量超过 25 mL/d 的患者或有肺叶不张的患者可能有效。对于痰多黏稠难以咳出的患者可用祛痰药使痰液稀释,常选用溴己新 16 mg,每天 3 次,或溴环己胺醇(沐舒坦)30 mg,每天 3 次。溴环己胺醇的祛痰作用较前者强,它不仅降低痰液黏度,而且增强黏膜纤毛运动,促进痰液排出。另外可选用中药鲜竹沥液,或使用 α-糜蛋白酶雾化吸入。对于神志清楚的患者应鼓励咳嗽,多翻身拍背,促进痰液排出。对于无力咳嗽的患者可间断经鼻气管吸引痰液。对于建立人工气道的患者应定时吸引气道内分泌物,定期湿化气道。

5.呼吸兴奋剂的应用

对呼吸衰竭患者是否应使用呼吸兴奋剂,学者们一直有争议。由于其使用简单、经济,且有一定疗效,故仍较广泛使用于临床。呼吸兴奋剂刺激呼吸中枢或周围化学感受器通过增强呼吸中枢驱动,增加呼吸频率和潮气量,改善肺泡通气。与此同时,患者的氧耗量和 CO_2 产生量亦相应增加,且与通气量呈正相关。故应掌握好其临床适应证。

在慢性 CO_2 潴留患者,呼吸中枢对 CO_2 的敏感性已降低,吸氧后缺氧的刺激被消除,呼吸中枢受限制,$PaCO_2$ 升高,应用呼吸兴奋剂可降低 $PaCO_2$,增加氧合作用,促使患者清醒,有利于咳嗽、排痰。呼吸兴奋剂需与支气管扩张剂、抗生素、增强呼吸肌收缩力药物并用,使潮气量加大,方能发挥作用。常用的呼吸兴奋剂为尼可刹米,在 $PaCO_2$ 显著增高伴意识障碍者,先用 0.75 g 静脉注射,继以 $1.875\sim3.75$ g 加入 5%葡萄糖液中持续静脉滴注,可使呼吸深度及频率增加而改善通气,有利于 CO_2 排除,同时可促进神志恢复,提高咳嗽反射和改善排痰能力。少数患者可出现皮肤瘙痒、烦躁不安,此时可减慢滴速或降低药物浓度。个别还出现肌颤及抽搐,则应停用。纳洛酮是阿片受体阻滞药,有兴奋呼吸中枢作用,可行肌内注射或静脉注射,每次 $0.4\sim0.8$ mg 或 $1.2\sim2.8$ mg 加入 5%葡萄糖液 250 mL 中静脉滴注。

因呼吸兴奋剂能引起烦躁不安、肌肉颤动、心悸等不良反应。因此,在应用呼吸兴奋剂的同时必须采取措施减轻通气阻力,如控制感染、吸痰、应用支气管解痉剂等,并密切随访动脉血气,如动脉血气无改善应立即停药。

6.呼吸肌疲劳的防治

应采取措施纠正诱发呼吸肌疲劳的原因,如痰液湿化引流、支气管解痉剂的应用、控制肺部感染、改善营养状态、纠正水和电解质失衡,发热患者应用退热药物。经鼻面罩机械通气,使呼吸肌得到适当休息。

辅酶 Q_{10} 能改善心肌和呼吸肌氧的利用,从而提高其收缩力,每天 60 mg 可使最大吸气力上升。茶碱类药物能增加细胞质内的钙离子浓度,提高呼吸肌的储备能力,可用于防治膈肌疲劳。咖啡因增加膈肌收缩力,优于氨茶碱,长期口服可延缓呼吸肌疲劳的发生。洋地黄类药物亦有增加膈肌收缩力的作用,对呼吸衰竭患者有一定危险性,宜慎用。由于缺氧、营养不良、呼吸负荷过重可造成呼吸肌损伤、膈肌萎缩,因此对 COPD 患者纠正缺氧、补充营养、保证能量供应至关重要。糖类过多会产生大量 CO_2,糖的呼吸商为1,过多的糖分解,呼吸商增大,呼吸肌负荷加重;脂肪的呼吸商为 0.7,在饮食和静脉营养中,增加脂肪与蛋白质,可减少 CO_2 的产生。呼吸肌训练,采用腹式呼吸,可增加潮气量,减少无效腔通气,提高通气效率。

7.机械通气

(1)无创性机械通气(NIPPV):可用于 COPD 慢性呼吸衰竭急性加重,还可用于有效撤机,作为从机械通气向自主呼吸过渡的桥梁。

COPD 急性加重期患者应用无创性正压通气(NIPPV)可以降低 $PaCO_2$,减轻呼吸困难,从而降低气管插管和有创机械通气的使用,缩短住院天数,降低患者的病死率。使用 NIPPV 要注意掌握合理的操作方法,避免漏气,从低压力开始逐渐增加辅助吸气压和采用有利于降低 $PaCO_2$ 的方法,从而提高 NIPPV 的效果。NIPPV 的应用指征目前尚不统一,表 5-6 所列标准可作为参考。

表 5-6　NIPPV 在 COPD 合并急性呼吸衰竭时选用和排除标准

选用标准(至少符合其中 2 项)
- 中至重度呼吸困难,伴辅助呼吸肌参与呼吸并出现胸腹矛盾运动
- 中至重度酸中毒(pH7.30～7.35)和高碳酸血症($PaCO_2$ 6.0～8.0 kPa)
- 呼吸频率超过 25 次/分

排除标准(符合下列条件之一)
- 呼吸抑制或停止
- 心血管系统功能不稳定(低血压、心律失常、心肌梗死)
- 嗜睡、神志障碍及不合作者
- 易误吸者(吞咽反射异常,严重上消化道出血)
- 痰液黏稠或有大量气道分泌物
- 近期曾行面部或胃食管手术
- 头面部外伤,固有的鼻咽部异常
- 极度肥胖
- 严重的胃肠胀气

辅助通气应从低压力开始,吸气压力从 0.392～0.785 kPa(4～8 cmH₂O)开始,呼气压力从0.196～0.294 kPa(2～3 cmH₂O)开始,经过 5～20 分钟逐渐增加

到合适的治疗水平。为了避免胃胀气,应在保证疗效的前提下避免吸气压力过高。另外应避免饱餐后应用 NIPPV,适当的头高位或半坐卧位和应用促进胃动力的药物有利于减少误吸。

使用无创通气可明显降低气管插管率。如果无创通气后患者的临床及血气无改善[$PaCO_2$ 下降至<16%,pH<7.30,$PaCO_2$≤5.3 kPa(40 mmHg)],应尽快调整治疗方案或改为气管插管和常规有创机械通气。

(2)有创性(常规)机械通气:在积极药物治疗的条件下,患者呼吸衰竭仍进行性恶化,出现危及生命的酸碱异常和(或)神志改变时宜用有创性机械通气治疗。有创性机械通气具体应用指征见表 5-7。

表 5-7 有创性机械通气在 COPD 合并急性呼吸衰竭的应用指征

- 严重呼吸困难,辅助呼吸肌参与呼吸,并出现胸腹矛盾呼吸
- 呼吸频率超过 35 次/分
- 危及生命的低氧血症(PaO_2<5.3 kPa 或 PaO_2/FiO_2<200)
- 严重的呼吸性酸中毒(pH<7.25)及高碳酸血症
- 呼吸抑制或停止
- 嗜睡、神志障碍
- 严重心血管系统并发症(低血压、休克、心力衰竭)
- 其他并发症(代谢紊乱、脓毒血症、肺炎、肺血栓栓塞症、气压伤、大量胸腔积液)
- NIPPV 失败或存在 NIPPV 的排除指征

在决定患者是否使用机械通气时还需参考病情好转的可能性,患者自身意愿及强化治疗的条件。

使用最广泛的 3 种通气模式包括辅助-控制通气(A-CMV)、压力支持通气(PSV)或同步间歇强制通气(SIMV)与 PSV 联合模式(SIMV+PSV)。因 COPD 患者广泛存在内源性呼气末正压(PEEPi),为减少因 PEEPi 所致吸气功耗增加和人-机不协调,可常规加用适度水平(为 PEEPi 的 70%~80%)的外源性呼气末正压(PEEP)。

COPD 病例的撤机可能会遇到困难,需设计和实施一周密的方案。解决呼吸机撤离困难的原则是尽早撤机、避免有害并发症的发生。需引起重视的 3 个因素:首先应避免碱血症,碱血症存在时不能撤机;呼吸性酸中毒和 HCO_3^- 潴留可在低 V_A 时撤机。避免使用过量镇静剂。撤机过程中呼吸功一定要减小。给予患者足够的潮气量,保持充足的通气支持,以使患者的呼吸频率低于 30~35 次/分。

8.并发症的治疗

(1)肺性脑病：COPD Ⅱ型呼吸衰竭，严重的缺氧和二氧化碳潴留[$PaCO_2$ ≤5.3 kPa(40 mmHg)，$PaCO_2$>8.0 kPa(60 mmHg)，pH<7.30]，常出现脑水肿、脑血管扩张、颅压升高甚至并发脑疝。患者可出现意识丧失、昏迷、抽搐、呼吸节律及频率异常，进而发生呼吸心搏骤停。

治疗上应积极改善呼吸衰竭，当患者意识障碍进行性恶化时，出现缓脉、呕吐、视盘水肿、脑脊液压力升高时应给予脱水治疗，可给予甘露醇、清蛋白、地塞米松、利尿剂以减轻脑疝、降低颅压。出现神经精神症状和颅内高压的表现，原则上以改善呼吸功能、纠正缺氧和 CO_2 潴留为主，仅当脑水肿症状明显或有脑疝时可短期使用 20%甘露醇，按每次 0.5～1.0 g/kg 快速静脉滴注，每天 1～2 次，心功能不好的患者用量宜少。使用脱水剂时应注意电解质的变化，并防止痰液变黏稠不易排出。

(2)心力衰竭(简称心衰)：慢性肺动脉高压，使右心负荷加重，左心室肥大，严重或长期缺氧招致心肌收缩力减弱，心搏量减少，最后导致心力衰竭。

治疗：①减轻右心前后负荷，早期肺源性心脏病应降低肺动脉高压，减轻右室后负荷。已有心衰者给予硝酸异山梨酯、硝苯地平、卡托普利等，减轻右心前后负荷，改善左心功能，从而降低肺动脉压，使右室功能得到改善。②利尿剂的应用，给予氢氯噻嗪或呋塞米，并用氨苯蝶啶或螺内酯，小剂量、短疗程，注意电解质紊乱，及时纠正。如氢氯噻嗪 25 mg，每天 1～3 次，螺内酯 40 mg,每天 1～2 次。对肺性脑病出现脑水肿或重度水肿者可选用呋塞米 20 mg 缓慢静脉注射。应注意利尿剂可引起低血钾、低血氯，诱发或加重代谢性碱中毒；利尿过多可致血液浓缩、痰液黏稠，加重气道阻塞。③强心剂的应用，洋地黄制剂可直接作用于心肌，增加心排血量，减慢心率，增加膈肌收缩力及利尿效果，对并发左心衰竭者疗效明显。由于在缺氧、电解质紊乱等情况下易出现中毒症状，一般选用速效制剂，剂量为正常的1/2～2/3，长期应用时宜定期监测血药浓度。对难治性心衰可并用辅酶 Q_{10}、多巴胺等，能增加心排出量，加强利尿。④血管扩张剂的应用，血管扩张剂可降低肺血管阻力和肺动脉压，减轻右心负荷，减轻右心衰竭的发作和加剧，是治疗 COPD 急性发作期右心衰竭的重要措施。目前临床常用的有α受体阻滞剂、血管紧张素转换酶抑制剂、钙离子拮抗剂、磷酸二酯酶抑制剂、NO 吸入等。血管扩张剂在降低肺动脉压力和肺血管阻力的同时也降低体循环血压，应引起注意。

(3)心律失常：患者常因传导系统和心肌损害，或因缺氧、酸碱失衡、电解质素乱和应用药物发生各种心律失常,严重者可发生猝死。主要是识别和治疗引起心律失常的代谢原因,如低氧血症、低钾血症、低镁血症、呼吸性酸中毒或碱中毒及治疗原发病。纠正上述原因心律失常多可消失。当诱因不能去除或纠正上述原因后仍有心律失常,可考虑应用抗心律失常药物。如未用过洋地黄类药物,可考虑以毛花苷 C 0.2~0.4 mg 或毛花苷 K 0.125~0.25 mg 加入葡萄糖液 20 mL 内缓慢静脉注射(20 分钟)。应注意纠正缺氧、防治低血钾,不宜依据心率的快慢观察疗效。如患者血压稳定可考虑使用血管紧张素转换酶抑制剂治疗。也可选用维拉帕米 5 mg 缓慢静脉注射,或口服 40~80 mg,每天 3 次;出现室性异位心律时可用利多卡因 50~100 mg 静脉注射,必要时 15 分钟再注射 1 次,亦可应用其他抗心律失常药物。

(4)消化道出血:患者常并发消化道出血,低氧导致胃肠道黏膜糜烂,广泛渗血。由于严重缺氧,胃肠道血管收缩,微循环障碍,黏膜防御功能减低,高碳酸血症又使氢离子增多,胃酸分泌增加,以及胃肠道淤血、药物刺激、DIC 等招致应激性溃疡、黏膜糜烂,患者先有进行性腹胀,相继发生大出血。

治疗:①制酸剂,给予质子泵抑制剂,奥美拉唑或新 H_2 受体阻滞剂西咪替丁/法莫替丁等,山莨菪碱能抑制胃酸,改善微循环,兴奋呼吸中枢,可以并用。②黏膜保护剂,枸橼酸铋钾可保护胃黏膜、减少出血。③止血剂,如无 DIC 并存,可给酚磺乙胺、6-氨基己酸等;局部止血采用冰盐水加去甲肾上腺素洗胃后给予黏膜保护剂,亦可用凝血酶口服。

(5)休克:并发休克常由于急性严重感染、消化道大出血、严重心律失常或心衰、低血容量等,或综合因素所引起,进行血流动力学监测,有助于诊断。低血容量休克患者,血压、中心静脉压、心排血量均降低,心率快,体循环阻力升高;继发感染休克时,心率快,血压、体循环阻力下降,而中心静脉压不降低,心排血量上升或下降;心源性休克时,血压、心排血量下降,肺小动脉嵌压升高,中心静脉压、体循环阻力多上升。

治疗:找出病因,采取相应措施。低血容量或感染性休克可给予平衡液,增加有效细胞外液量,纠正酸中毒,改善微循环;血浆、清蛋白可提高胶体渗透压,增加有效循环血量,降低颅压,利尿;低分子右旋糖酐、羟乙基淀粉除扩容外,可降低血黏度,改善微循环。失血性休克应及时输新鲜全血,纠正电解质素乱与酸碱失衡。休克患者当血容量补足后血压仍低时,可给予血管活性药物多巴胺或并用间羟胺静脉滴注,维持血压在 10.7~12.0 kPa(80~90 mmHg),脉压 >2.7 kPa(20 mmHg),尿量>25 mL/h。心源性休克、心功能不全者可给多巴酚丁胺、洋地黄等增强心肌收缩力。感染性休克时给予大剂量激素可改善中毒症状,减少毛细血管通透性,阻滞 α 受体使血管扩张,稳定溶酶体膜,保护细胞,防止细胞自溶。

(6)DIC:肺源性心脏病患者由于感染、缺氧、酸中毒、休克等可激活凝血因子,引起内源系统的凝血连锁反应,使患者进入高凝状态,微血管内发生广泛血栓,致使血小板、纤维蛋白原等凝血因子大量消耗,继而引起纤维蛋白溶解。临床表现为皮肤、黏膜、脏器的栓塞出血,血小板进行性减少,凝血酶原时间较正常对照延长 3 秒以上,纤维蛋白原<1.5 g/L,3P 试验阳性或 FDP>20 mg/L。

治疗:①控制原发病。②肝素,抗凝治疗是阻断 DIC 病理过程的重要措施,早期给予肝素50 mg,每天 2 次,缓慢静脉滴注,或以 10～15 U/(kg·h)静脉滴注,使凝血时间维持在 20 分钟左右。有局部大出血者如溃疡病、支气管扩张、脑出血患者禁用。③抗血小板凝聚药,双嘧达莫每天400 mg,低分子右旋糖酐500 mL,每天 1～2 次静脉滴注,用于高凝状态期。④补充凝血因子,输新鲜血、新鲜冰冻血浆、纤维蛋白原等均应与肝素同时使用。⑤抗纤溶药物,DIC 晚期,纤溶亢进已占主要地位,可在肝素化的基础上给氨甲苯酸(抗血纤溶芳酸)或6-氨基己酸等。

(7)高黏血症:慢性缺氧继发红细胞增多,血黏度增加,招致微循环障碍,影响组织供氧,加重多脏器衰竭。

治疗:给予低分子右旋糖酐及肝素治疗。低分子右旋糖酐可抑制红细胞聚集,改善微循环,每次500 mL静脉滴注;肝素能降低血黏度,促进肺循环,并可阻止血小板释放 5-羟色胺等介质,缓解支气管痉挛,每天 50 mg 静脉滴注。血细胞比容大于 0.60 时采用血液稀释疗法,每次放血300 mL,输入低分子右旋糖酐500 mL。

(8)肝损害:严重心衰、缺氧可致淤血性肝大,肝小叶中心坏死和退变,PaO_2<5.3 kPa(40 mmHg),可使谷丙转氨酶、谷草转氨酶、胆红素上升,凝血酶原时间延长,缺氧纠正后肝功能恢复者称为功能性肝损伤。

治疗:纠正缺氧,心衰患者给予利尿剂、多巴胺静脉滴注可增加肝血流量,高渗葡萄糖和氨基酸静脉滴注能提高血中支链/芳氨基酸比例,避免或慎用对肝功能可能损害的药物,加强护肝药物治疗,还原型谷胱甘肽每天 0.6 g 静脉给药。肝性昏迷者可行人工肝治疗。

(9)肾衰竭:严重缺氧、心衰可导致肾功能损害,PaO_2<5.3 kPa(40 mmHg)时,肾血流量降低,尿量减少,血肌酐、尿素氮升高,心衰时肾脏可有淤血变性。

随着病情好转肾功能恢复者,称为功能性肾损害。

治疗:①避免肾毒性药物;②纠正缺氧,改善心功能,给予利尿、强心剂,增加肾血流量;低分子右旋糖酐可改善肾循环;③纠正水、电解质平衡失调,控制蛋白质摄入;④使用利尿剂;⑤透析治疗,当血尿素氮>29 mmol/L,血肌酐>707 μmol/L,血钾>6.5 mmol/L 时,应行腹膜或血液透析。

(10)肺源性心脏病合并肺栓塞:肺源性心脏病心衰患者长期卧床,血黏稠度增高,易引起深部静脉血栓形成,血栓脱落可造成肺栓塞,或肺内炎症侵蚀,使肺动脉分支闭塞。患者表现为呼吸困难突然加重,胸痛、胸闷、烦躁不安,进行性右心衰竭,氧分压、二氧化碳分压下降等。

第二节 支气管哮喘

一、病因和发病机制

(一)病因

哮喘的病因还不十分清楚,大多认为是与多基因遗传有关的疾病,同时受遗传因素和环境因素的双重影响。

许多调查资料表明,哮喘的亲属患病率高于群体患病率,并且亲缘关系越近,患病率越高。哮喘患儿双亲大多存在不同程度的气道反应性增高。目前,哮喘的相关基因尚未完全明确,但有研究表明存在有与气道高反应性、IgE 调节和特应性反应相关的基因,这些基因在哮喘的发病中起着重要的作用。

环境因素中主要包括某些激发因素,包括吸入物,如尘螨、花粉、真菌、动物毛屑、二氧化硫、氨气等各种特异和非特异性吸入物;感染,如细菌、病毒、原虫、寄生虫等;食物,如鱼、虾、蟹、蛋类、牛奶等;药物,如普萘洛尔、阿司匹林等;气候变化、运动、妊娠等都可能是哮喘的激发因素。

(二)发病机制

哮喘的发病机制尚不完全清楚。多数人认为哮喘与变态反应、气道炎症、气道反应性增高及神经机制等因素相互作用有关。

1.变态反应

当变应原进入具有特应性体质的机体后,可刺激机体通过 T 细胞的传递,由 B 细胞合成特异性 IgE,并结合于肥大细胞和嗜碱性粒细胞表面的高亲和性的 IgE 受体($Fc\epsilon R_1$);IgE 也能结合于某些 B 细胞、巨噬细胞、单核细胞、嗜酸性粒细胞、NK 细胞及血小板表面的低亲和性 Fca 受体($Fc\epsilon R_2$),但是 $Fc\epsilon R_2$ 与 IgE 的亲和力比 $Fc\epsilon R_1$ 低 10～100 倍。若变应原再次进入体内,可与结合在 $Fc\epsilon R$ 上的 IgE 交联,使该细胞合成并释放多种活性介质,导致平滑肌收缩、黏液分泌增加、血管通透性增高和炎症细胞浸润等。炎症细胞在介质的作用下又可分泌多种介质,使气道病变加重,炎症反应增加,产生哮喘的临床症状。根据变应原吸入后哮喘发生的时间,可分为速发型哮喘反应(IAR)、迟发型哮喘反应(LAR)和双相型哮喘反应(OAR)。IAR 几乎在吸入变应原的同时立即发生反应,15～30 分钟达高峰,2 小时后逐渐恢复正常。LAR 6 小时左右发病,持续时间长,可达数天。而且临床症状重,常呈持续性哮喘表现,肺功能损害严重而持久。LAR 的发病机制较复杂,不仅与 IgE 介导的肥大细胞脱颗粒有关,而且主要是气道炎症所致。现在认为哮喘是一种涉及多种炎症细胞和结构细胞相互作用,许多介质和细胞因子参与的一种慢性炎症疾病。LAR 是由于慢性炎症反应的结果。

2.气道炎症

气道慢性炎症被认为是哮喘的本质。表现为多种炎症细胞特别是肥大细胞、嗜酸性粒细胞和 T 细胞等多种炎症细胞在气道的浸润和聚集。这些细胞相互作用可以分泌出多种炎症介质和细胞因子,这些介质、细胞因子与炎症细胞和结构细胞相互作用构成复杂的网络,使气道反应性增高,气道收缩,黏液分泌增加,血管渗出增多。已知肥大细胞、嗜酸性粒细胞、中性粒细胞、上皮细胞、巨噬细胞和内皮细胞都可产生炎症介质。

3.气道高反应性(AHR)

表现为气道对各种刺激因子出现过强或过早的收缩反应,是哮喘患者发生和发展的另外一个重要因素。目前普遍认为气道炎症是导致气道高反应性的重要机制之一,当气道受到变应原或其他刺激后,由于多种炎症细胞、炎症介质和细胞因子的参与,气道上皮和上皮内神经的损害等而导致气道高反应性。AHR 常有家族倾向,受遗传因素的影响,AHR 为支气管哮喘患者的共同病理生理特征,然而出现 AHR 者并非都是支气管哮喘,如长期吸烟、接触臭氧、病毒性上呼吸道感染、慢性阻塞性肺疾病(COPD)等也可出现 AHR。

4.神经机制

神经因素也被认为是哮喘发病的重要环节。支气管受复杂的自主神经支配。除胆碱能神经、肾上腺素能神经外,还有非肾上腺素能非胆碱能(NANC)神经系统。支气管哮喘与 β 肾上腺素受体功能低下和迷走神经张力亢进有关,并可能存在有 α 肾上腺素神经的反应性增加。NANC 能释放舒张支气管平滑肌的神经介质,如血管活性肠肽(VIP)、一氧化氮(NO),及收缩支气管平滑肌的介质如 P 物质、神经激肽,两者平衡失调,则可引起支气管平滑肌收缩。

二、病理

显微镜下可见纤毛上皮剥离、气道上皮下有肥大细胞、嗜酸性粒细胞、淋巴细胞与中性粒细胞浸润。气道黏膜下组织水肿,微血管通透性增加,杯状细胞增殖及支气管分泌物增加,支气管平滑肌痉挛等病理改变。若哮喘长期反复发作,表现为支气管平滑肌肌层肥厚,气道上皮细胞下纤维化、黏液腺增生和新生血管形成等,导致气道重构。

三、临床表现

几乎所有的支气管哮喘患者都有长期性和反复发作性的特点,哮喘的发作与季节、周围环境、饮食、职业、精神心理因素、运动和服用某种药物有密切关系。

(一)主要临床表现

1.前驱症状

在变应原引起的急性哮喘发作前往往有打喷嚏、流鼻涕、眼痒、流泪、干咳或胸闷等前驱症状。

2.喘息和呼吸困难

是哮喘的典型症状,喘息的发作往往较突然。呼吸困难呈呼气性,表现为吸气时间短,呼气时间长,患者感到呼气费力,但有些患者感到呼气和吸气都费力。当呼吸肌收缩克服气道狭窄产生的过高支气管阻力负荷时,患者即可感到呼吸困难。一般来说,呼吸困难的严重程度和气道阻力增高的程度呈正比。但有15%的患者当 FEV_1 下降到正常值的 50% 时仍然察觉不到气流受限,表明这部分患者产生了颈动脉窦的适应,即对持续的刺激反应性降低。这说明单纯依靠症状的严重程度来评估病情有低估的危险,需要结合其他的客观检查手段来正确评价哮喘病情的严重程度。

3.咳嗽、咳痰

咳嗽是哮喘的常见症状,由于气道的炎症和支气管痉挛引起。干咳常是哮喘的前兆,哮喘发作时,咳嗽、咳痰症状反而减轻,以喘息为主。哮喘发作接近尾声时,支气管痉挛和气道狭窄减轻,大量气道分泌物需要排出时,咳嗽、咳痰可能加重,咳出大量的白色泡沫痰。有一部分哮喘患者,以刺激性干咳为主要表现,无明显的喘息症状,这部分哮喘称为咳嗽变异性哮喘(CVA)。

4.胸闷和胸痛

哮喘发作时,患者可有胸闷和胸部发紧的感觉。如果哮喘发作较重,可能与呼吸肌过度疲劳和拉伤有关。突发的胸痛要考虑自发性气胸的可能。

5.体征

哮喘的体征与哮喘的发作有密切的关系,在哮喘缓解期可无任何阳性体征。在哮喘发作期,根据病情严重程度的不同可有不同的体征。哮喘发作时支气管和细支气管进行性的气流受限可引起肺部动力学、气体交换和心血管系统一系列的变化。为了维持气道的正常功能,肺出现膨胀,伴有残气容积和肺总量的明显增加。由于肺的过度膨胀使肺内压力增加,产生胸腔内负压所需要的呼吸肌收缩力也明显增加。呼吸肌负荷增加的体征是呼吸困难、呼吸加快和辅助呼吸肌运动。在呼气时,肺弹性回缩压降低和气道炎症可引起显著的气道狭窄,在临床上可观察到喘息、呼气延长和呼气流速减慢。这些临床表现一般和第 1 秒用力呼气容积(FEV_1)和呼气高峰流量(PEF)的降低相关。由于哮喘患者气流受限并不均匀,通气的分布也不均匀,可引起肺通气/血流比值的失调,发生低氧血症,出现发绀等缺氧表现。在吸气期间肺过度膨胀和胸腔负压的增加对心血管系统有很大的影响。右心室受胸腔负压的牵拉使静脉回流增加,可引起肺动脉高压和室间隔的偏移。在这种情况下,受压的左心室需要将血液从负压明显增高的胸腔射到体循环,产生吸气期间的收缩压下降,称为奇脉。

(1)一般体征:哮喘患者在发作时,精神一般比较紧张,呼吸加快、端坐呼吸,严重时可出现口唇和指(趾)发绀。

(2)呼气延长和双肺哮鸣音:在胸部听诊时可听到呼气时间延长而吸气时间缩短,伴有双肺如笛声的高音调,称为哮鸣音。这是小气道梗阻的特征。两肺满布的哮鸣音在呼气时较明显,称呼气性哮鸣音。很多哮喘患者在吸气和呼气都可闻及哮鸣音。单侧哮鸣音突然消失要考虑发生自发性气胸的可能。在哮喘严重发作,支气管发生极度狭窄,出现呼吸肌疲劳时,喘鸣音反而消失,称为寂静肺,是病情危重的表现。

(3)肺过度膨胀体征:即肺气肿体征。表现为胸腔的前后径扩大,肋间隙增宽,叩诊呈过清音,肺肝浊音界下降,心浊音界缩小。长期哮喘的患者可有桶状胸,儿童可有鸡胸。

(4)奇脉:重症哮喘患者发生奇脉是吸气期间收缩压下降幅度(一般不超过1.3 kPa 即10 mmHg)增大的结果。这种吸气期收缩压下降的程度和气流受限的程度相关,它反映呼吸肌对胸腔压波动的影响的程度明显增加。呼吸肌疲劳的患者不再产生较大的胸腔压波动,奇脉消失。严重的奇脉(不低于3.3 kPa,即25 mmHg)是重症哮喘的可靠指征。

(5)呼吸肌疲劳的表现:表现为呼吸肌的动用,肋间肌和胸锁乳突肌的收缩,还表现为反常呼吸,即吸气时下胸壁和腹壁向内收。

(6)重症哮喘的体征:随着气流受限的加重,患者变得更窘迫,说话不连贯,皮肤潮湿,呼吸和心率增加。并出现奇脉和呼吸肌疲劳表现。呼吸频率不小于25/min,心率不低于110/min,奇脉不低于3.3 kPa(25 mmHg)是重症哮喘的指征。患者垂危状态时可出现寂静肺或呼吸乏力、发绀、心动过缓、意识恍惚或昏迷等表现。

(二)重症哮喘的表现

1.哮喘持续状态

哮喘持续状态指哮喘严重发作并持续24小时以上,通常被称为"哮喘持续状态"。这是指发作的情况而言,并不代表该患者的基本病情,但这种情况往往发生于重症的哮喘患者,而且与预后有关,是哮喘本身的一种最常见的急症。许多危重哮喘病例的病情常常在一段时间内逐渐加剧,所有重症哮喘患者在某种因素的激发下都有随时发生严重致命性急性发作的可能,而无特定的时间因素。其中一部分患者可能在哮喘急性发作过程中,虽经一段时间的治疗,但病情仍然逐渐加重。

2.哮喘猝死

有一部分哮喘患者在经过一段相对缓解的时期后,突然出现严重急性发作,如果救治不及时,可在数分钟到数小时内死亡,称为哮喘猝死。哮喘猝死的定义为哮喘突然急性严重发作、患者在2小时内死亡。哮喘猝死的原因可能与哮喘突然发作或加重,引起严重气流受限或其他心肺并发症导致心跳和呼吸骤停有关。

3.潜在性致死性哮喘

包括以下几种情况:①长期口服糖皮质激素类药物治疗;②以往曾因严重哮喘发作住院抢救治疗;③曾因哮喘严重发作而行气管切开、机械通气治疗;④既往曾有气胸或纵隔气肿病史;⑤本次发病过程中需不断超常规剂量使用支气管扩张药,但效果不明显。在哮喘发作过程中,还有一些征象值得高度警惕,如喘息症状频发,持续甚至迅速加重,气促(呼吸频率超过30次/分),心率超过140次/分,体力活动和言语受限,夜间呼吸困难显著,取前倾位,极度焦虑、烦躁、大汗淋漓,甚至出现嗜睡和意识障碍,口唇、指甲发绀等。患者的肺部一般可以听到广泛哮鸣音,但若哮鸣音减弱,甚至消失,而全身情况不见好转,呼吸浅快,甚至神志淡漠和嗜睡,则意味着病情危重,随时可能发生心跳和呼吸骤停。此时的血气分析对病情和预后判断有重要参考价值。若动脉血氧分压(PaO_2)低于 8.0 kPa(60 mmHg)和(或)动脉二氧化碳分压($PaCO_2$)高于 6.0 kPa(45 mmHg),动脉血氧饱和度(SaO_2)低于 90%,pH<7.35,则意味患者处于危险状态,应加强监护和治疗。

4.脆性哮喘(BA)

正常人的支气管舒缩状态呈现轻度生理性波动,第 1 秒用力呼气容积(FEV_1)和高峰呼气流量(PEF)在晨间降至最低(波谷),午后达最大值(波峰)。哮喘患者这种变化尤其明显。有一类哮喘患者 FEV_1 和 PEF 在治疗前后或一段时间内大幅度地波动,称为"脆性哮喘"。Ayres 在综合各种观点的基础上提出 BA 的定义和分型如下。

(1)Ⅰ型 BA:尽管采取了正规、有力的治疗措施,包括吸入糖皮质激素(如,吸入二丙酸倍氯米松1500 μg/d以上),或口服相当剂量糖皮质激素,同时联合吸入支气管舒张药,连续观察至少 150 天,半数以上观察日的 PEF 变异率超过 40%。

(2)Ⅱ型 BA:在基础肺功能正常或良好控制的背景下,无明显诱因突然急性发作的支气管痉挛,3 小时内哮喘严重发作伴高碳酸血症,可危及生命,常需机械通气治疗。月经期前发作的哮喘往往属于此类。

(三)特殊类型的哮喘

1.运动诱发性哮喘(EIA)

EIA 也称为运动性哮喘,是指达到一定的运动量后,出现支气管痉挛而产生的哮喘。其发作大多是急性的、短暂的,而且大多能自行缓解。运动性哮喘并非说明运动即可引起哮喘,实际上短暂的运动可兴奋呼吸,使支气管有短暂的舒张,其后随着运动时间的延长,强度增加,支气管发生收缩。运动性哮喘特点为:①发病均发生在运动后;②有明显的自限性,发作后经一定时间的休息后即可逐渐恢复正常;③一般无过敏性因素参与,特异性变应原皮试阴性,血清 IgE 水平不高。

但有些学者认为,运动性哮喘常与过敏性哮喘共存,说明两者之间存在一些联系。临床上可进行运动诱发性试验来判断是否存在运动性哮喘。如果运动后 FEV_1 下降 20%~40%,即可诊断为轻度运动性哮喘;FEV_1 下降 40%~65%,

即可诊断为中度运动性哮喘；FEV_1 下降 65％以上可诊断为重度运动性哮喘。有严重心肺或其他影响运动疾病的患者不宜进行运动诱发性试验。

2.药物性哮喘

由于使用某种药物导致的哮喘发作。常见的可能引起哮喘发作的药物有阿司匹林、β受体阻滞药、血管紧张素转换酶抑制药（ACEI）、局部麻醉药、添加剂（如酒石黄）、医用气雾剂中的杀菌复合物等。个别患者吸入支气管舒张药时，偶尔也可引起支气管收缩，可能与其中的氟利昂或表面活性剂有关。免疫血清、含碘造影剂也可引起哮喘发作。这些药物通常是以抗原、半抗原或佐剂的形式参与机体的变态反应过程，但并非所有的药物性哮喘都是机体直接对药物产生变态反应引起。例如β受体阻滞药，它是通过阻断β受体，使 $β_2$ 受体激动药不能在支气管平滑肌的效应器上起作用，从而导致支气管痉挛。

阿司匹林是诱发药物性哮喘最常见的药物，某些患者可在服用阿司匹林或其他非甾体抗炎药数分钟或数小时内发生剧烈支气管痉挛。此类哮喘多发生于中年人，在临床上可分为药物作用相和非药物作用相。药物作用相指服用阿司匹林等解热镇痛药后引起哮喘持续发作的一段时间，潜伏期可为 5 分钟至 2 小时，患者的症状一般很重，常见明显的症状有呼吸困难和发绀，甚至意识丧失，血压下降，休克等。药物作用相的持续时间不等，从 2～3 小时至 1～2 天。非药物作用相阿司匹林性哮喘指药物作用时间之外的时间，患者可因各种不同的原因发作哮喘。阿司匹林性哮喘的发病可能与其抑制呼吸道花生四烯酸的环氧酶途径，使花生四烯酸的脂氧酶代谢途径增强，产生过多的白三烯有关。白三烯具有很强的支气管平滑肌收缩能力。近年来研制的白三烯受体拮抗药，如扎鲁斯特和孟鲁斯特可以很好地抑制口服阿司匹林导致的哮喘发作。

3.职业性哮喘

从广义上讲，凡是由职业性致喘物引起的哮喘统称为"职业性哮喘"。但从职业病学的角度，职业性哮喘应该有严格的定义和范围。

我国在 20 世纪 80 年代末制定了职业性哮喘诊断标准，致喘物规定为：异氰酸酯类、苯酐类、多胺类固化剂、铂复合盐、剑麻和青霉素。职业性哮喘的发生率往往与工业的发展水平有关，发达的工业国家，职业性哮喘的发病率较高，美国的职业性哮喘的发病率估计为 15％左右。

职业性哮喘的病史有如下特点：①有明确的职业史，本病只限于与致喘物直接接触的劳动者；②既往（从事该职业前）无哮喘史；③自开始从事该职业至哮喘首次发作的"潜伏期"最少半年以上；④哮喘发作与致喘物的接触关系非常密切，接触则发病,脱离则缓解。

还有一些患者在吸入氯气、二氧化硫等刺激性气体时,出现急性刺激性干咳症状、咳黏痰、气急等症状,称为反应性气道功能不全综合征,可持续 3 个月以上。

四、实验室和其他检查

(一)血液学检查

发作时可有嗜酸性粒细胞增高,但多不明显,如并发感染可有白细胞计数增高,分类中性粒细胞比例增高。

(二)痰液检查

涂片在显微镜下可见较多嗜酸性粒细胞,可见嗜酸性粒细胞退化形成的尖棱结晶(Charcort-Leyden 结晶体)、黏液栓(Curschmann 螺旋体)和透明的哮喘珠(Laennec 珠)。如合并呼吸道细菌感染,痰涂片革兰染色、细菌培养及药物敏感试验有助于病原菌诊断及指导治疗。

(三)呼吸功能检查

在哮喘发作时有关呼气流量的全部指标均显著下降,第 1 秒用力呼气容积(FEV$_1$)、第 1 秒用力呼气容积占用力肺活量比值(FEV$_1$/FVC%)、最大呼气中期流量(MMEF)、25% 与 50% 肺活量时的最大呼气流量(MEF$_{25}$%、MEF$_{50}$%)以及高峰呼气流量(PEF)均减少。缓解期可逐渐恢复。有效支气管舒张药可使上述指标好转。在发作时可有用力肺活量减少、残气容积增加、功能残气量和肺总量增加,残气容积占肺总量百分比增高。

(四)动脉血气分析

哮喘严重发作时可有缺氧,PaO$_2$ 降低,由于过度通气可使 PaCO$_2$ 下降,pH上升,表现为呼吸性碱中毒。如重症哮喘,病情进一步发展,气道阻塞严重,可有缺氧及二氧化碳潴留,PaCO$_2$ 上升,表现呼吸性酸中毒。如缺氧明显,可合并代谢性酸中毒。

(五)胸部 X 线检查

早期在哮喘发作时可见两肺透亮度增加,呈过度充气状态;在缓解期多无明显异常。如并发呼吸道感染,可见肺纹理增加及炎性浸润阴影。同时要注意肺不张、气胸或纵隔气肿等并发症的存在。

(六)支气管激发试验

用于测定气道反应性。哮喘患者的气道处于一种异常敏感状态,对某些刺激表现出一种过强和(或)过早的反应,称为气道高反应性(AHR)。如果患者就诊时 FEV_1 或 PEF 测定值在正常范围内,无其他禁忌证时,可以谨慎地试行支气管激发试验。吸入激发剂后,FEV_1 或 PEF 的下降超过 20%,即可确定为支气管激发试验阳性。此种检查主要价值见于以下几个方面。

1.辅助诊断哮喘

对于轻度、缓解期的支气管哮喘患者或患有变应性鼻炎而哮喘处于潜伏期的患者,气道高反应性可能是唯一的临床特征和诊断依据。早期发现气道高反应性对于哮喘的预防和早期治疗具有重要的指导价值,对于有职业刺激原反复接触史且怀疑职业性哮喘者,采用特异性支气管激发试验可以鉴别该刺激物是否会诱发支气管收缩,明确职业性哮喘的诊断很有意义。

2.评估哮喘严重程度和预后

气道反应性的高低可直接反映哮喘的严重程度,并对支气管哮喘的预后提供重要的参考资料。

3.判断治疗效果

气道反应轻者表示病情较轻,可较少用药,重者则提示应积极治疗。哮喘患者经长期治疗,气道高反应性减轻,可指导临床减药或停药,有学者提出将消除AHR 作为哮喘治疗的最终目标。

(七)支气管舒张试验

测定气流受限的可逆性。对于一些已有支气管痉挛、狭窄的患者,采用一定剂量的支气管舒张药使狭窄的支气管舒张,以测定其舒张程度的肺功能试验,称为支气管舒张试验。若患者吸入支气管舒张药后,FEV_1 或 PEF 改善率≥15%可诊断支气管舒张试验阳性。此项检查的应用价值在于以下几个方面。

1.辅助诊断哮喘

支气管哮喘的特征之一是支气管平滑肌的痉挛具有可逆性,故在支气管舒张试验时,表现出狭窄的支气管舒张。对一些无明显气流受限症状的哮喘患者或哮喘的非急性发作期,当其肺功能不正常时,经吸入支气管舒张药后肺功能指标有明显的改善,也可作为诊断支气管哮喘的辅助方法。对有些肺功能较差,如 $FEV_1 < 60\%$ 预计值患者,不宜做支气管激发试验时,可采用本试验。

2.指导用药

可通过本试验了解或比较某种支气管舒张药的疗效。有不少患者自述使用

β_2 受体激动药后效果不佳,但如果舒张试验阳性,表示气道痉挛可逆,仍可据此向患者耐心解释,指导正确用药。

(八)呼气高峰流量(PEF)的测定和监测

PEF 是反映哮喘患者气流受限程度的一项客观指标。通过测定大气道的阻塞情况,对于支气管哮喘诊断和治疗具有辅助价值。由于方便、经济、实用、灵活等优点,可以随时进行测定,在指导偶发性和夜间哮喘治疗方面更有价值。哮喘患者 PEF 值的变化规律是凌晨最低,午后或晚上最高,昼夜变异率不低于 20% 则提示哮喘的诊断。在相同气流受限程度下,不同患者对呼吸困难的感知能力不同,许多患者感觉较迟钝,往往直至 PEF 降至很低时才感到呼吸困难,往往延误治疗。对这部分患者,定期监测 PEF 可以早期诊断和预示哮喘病情的恶化。

(九)特异性变应原检测

变应原是一种抗原物质,能诱发机体产生 IgE 抗体。变应原检测可分为体内试验(变应原皮试)、体外特异性 IgE 抗体检测、嗜碱性粒细胞释放能力检测、嗜酸性粒细胞阳离子蛋白(ECP)检测等。目前常用前两种方法。变应原皮肤试验简单易行,但皮肤试验结果与抗原吸入气道反应并不一致,不能作为确定变应原的依据,必须结合临床发作情况或进行抗原特异性 IgE 测定加以评价。特异性 IgE 抗体(SIgE)是体外检测变应原的重要手段,灵敏度和特异性都很高,根据SIgE 含量可确定患者变应原种类,可评价患者过敏状态,对哮喘的诊断和鉴别诊断都有一定的意义。

五、诊断

(一)诊断标准

(1)反复发作喘息、气急、胸闷或咳嗽,多与接触变应原、冷空气、物理、化学性刺激及病毒性上呼吸道感染、运动等有关。

(2)发作时在双肺可闻及散在或弥漫性、以呼气相为主的哮鸣音,呼气相延长。

(3)上述症状和体征可经治疗缓解或自行缓解。

(4)除外其他疾病所引起的喘息、气急、胸闷和咳嗽。

(5)临床表现不典型者(如无明显喘息或体征),应至少具备以下 1 项试验阳性:①支气管激发试验或运动激发试验阳性;②支气管舒张试验阳性 FEV_1 增加超过 12%，且 FEV$_1$ 增加绝对值不低于 200 mL；③呼气流量峰值（PEF）日内（或 2 周）变异率不低于 20%。

符合（1）～（4）项或（4）、（5）项者，可以诊断为哮喘。

（二）分期

根据临床表现支气管哮喘可分为急性发作期、慢性持续期和临床缓解期。慢性持续期是指每周均不同频度和（或）不同程度地出现症状（喘息、气急、胸闷、咳嗽等）；临床缓解期系指经过治疗或未经治疗症状、体征消失，肺功能恢复到急性发作前水平，并维持 3 个月以上。

（三）病情严重程度分级

1.病情严重程度的分级

主要用于治疗前或初始治疗时严重程度的判断，在临床研究中更有其应用价值（表 5-8）。

表 5-8　哮喘病情严重程度的分级

分　级	临床特点
间歇状态（第 1 级）	症状不足每周 1 次 短暂出现 夜间哮喘症状不超过每个月 2 次 FEV$_1$ 占预计值%达到 80% 或 PEF 达到 80% 个人最佳值，PEF 或 FEV$_1$ 变异率＜20%
轻度持续（第 2 级）	症状达到每周 1 次，但不到每天 1 次 可能影响活动和睡眠 夜间哮喘症状每个月超过 2 次，但每周低于 1 次 FEV$_1$ 占预计值%达到 80% 或 PEF 达到 80% 个人最佳值，PEF 或 FEV$_1$ 变异率 20%～30%
中度持续（第 3 级）	每天有症状 影响活动和睡眠 夜间哮喘症状达到每周 1 次 FEV$_1$ 占预计值%60%～79% 或 PEF60%～79% 个人最佳值，PEF 或 FEV$_1$ 变异率＞30%
重度持续（第 4 级）	每天有症状 频繁出现 经常出现夜间哮喘症状 体力活动受限

续表

分 级	临床特点
	FEV$_1$ 占预计值%＜60%或 PEF＜60%个人最佳值,PEF 或 FEV$_1$ 变异率 ＞30%

2.控制水平的分级

这种分级方法更容易被临床医师掌握,有助于指导临床治疗,以取得更好的哮喘控制(表 5-9)。

表 5-9　哮喘控制水平分级

	完全控制 (满足以下所有条件)	部分控制(在任何 1 周内 出现以下 1～2 项特征)	未控制 (在任何 1 周内)
白天症状	无(或不超过 2 次/周)	超过 2 次/周	
活动受限	无	有	
夜间症状/憋醒	无	有	出现不低于 3 项部分控
需要使用缓解药的次数	无(或不超过 2 次/周)	超过 2 次/周	制特征
肺功能(PEF 或 FEV$_1$)	正常或不低于正常预计 值/本人最佳值的 80%	小于正常预计值(或本 人最佳值)的 80%	
急性发作	无	达到每年 1 次	在任何 1 周内出现 1 次

3.哮喘急性发作时的分级

哮喘急性发作是指喘息、气促、咳嗽、胸闷等症状突然发生,或原有症状急剧加重,常有呼吸困难,以呼气流量降低为其特征,常因接触变应原、刺激物或呼吸道感染诱发。其程度轻重不一,病情加重可在数小时或数天内出现,偶尔可在数分钟内即危及生命,故应对病情作出正确评估,以便给予及时有效的紧急治疗。哮喘急性发作时病情严重程度的分级。

六、鉴别诊断

(一)心源性哮喘

心源性哮喘常见于左心衰竭,发作时的症状与哮喘相似,但心源性哮喘多有高血压、冠状动脉粥样硬化性心脏病、风湿性心脏病和二尖瓣狭窄等病史和体征。表现为阵发性咳嗽,常咳出粉红色泡沫痰,两肺可闻及广泛的湿啰音和哮鸣音,左心界扩大,心率增快,心尖部可闻及奔马律。病情许可行胸部 X 线检查时,可见心脏增大,肺淤血征,有助于鉴别。若一时难以鉴别,可雾化吸入 β$_2$肾上腺素受体激动药或静脉注射氨茶碱缓解症状后,进一步检查,忌用肾上腺素或咖啡,以免造成危险。

(二)喘息型慢性支气管炎

实际上为慢支合并哮喘,多见于中老年人,有慢性咳嗽史,喘息长年存在,有加重期。有肺气肿体征,两肺可闻及湿啰音。

(三)支气管肺癌

中央型肺癌由于肿瘤压迫导致支气管狭窄或伴发感染时,可出现喘鸣音或类似哮喘样呼吸困难、肺部可闻及哮鸣音。但肺癌的呼吸困难及喘鸣症状进行性加重,常无诱因,咳嗽可有血痰,痰中可找到癌细胞,胸部 X 线摄片、CT 或 MRI 检查或支气管镜检查常可明确诊断。

(四)肺嗜酸性粒细胞浸润症

见于热带性嗜酸性粒细胞增多症、肺嗜酸性粒细胞增多性浸润、外源性变态反应性肺泡炎等。致病原为寄生虫、花粉、化学药品、职业粉尘等,多有接触史,症状较轻,患者常有发热,胸部 X 线检查可见多发性、此起彼伏的淡薄斑片浸润阴影,可自行消失或再发。肺组织活检也有助于鉴别。

(五)变态反应性支气管肺曲霉病

本病是一种由烟曲霉等致病真菌在具有特应性个体中引起的一种变态反应性疾病。其与哮喘的鉴别要点如下:①典型者咳出棕褐色痰块,内含多量嗜酸性粒细胞;②X 线胸片呈现游走性或固定性浸润病灶;③支气管造影可以显示出近端支气管呈囊状或柱状扩张;④痰镜检或培养发现烟曲霉;⑤曲霉抗原皮试呈速发反应阳性;⑥曲霉抗原特异性沉淀抗体(IgG)测定阳性;⑦烟曲霉抗原皮试出现 Arthus 现象;⑧烟曲霉特异性 IgE 水平增高。

(六)气管、支气管软化及复发性多软骨炎

由于气管支气管软骨软化,气道不能维持原来正常状态,患者呼气或咳嗽时胸膜腔内压升高,可引起气道狭窄,甚至闭塞,临床表现为呼气性喘息,其特点:①剧烈持续性甚至犬吠样咳嗽;②气道断层摄影或 CT 显示气管、大气管狭窄;③支气管镜检查时可见气道呈扁平状,呼气或咳嗽时气道狭窄。

(七)变应性肉芽肿性血管炎(又称 Churg-Strauss 综合征)

本病主要侵犯小动脉和小静脉,常侵犯细小动脉,主要累及多器官和脏器,以肺部浸润和外周血管嗜酸性粒细胞浸润增多为特征,本病患者绝大多数可出现喘息症状,其与哮喘的鉴别要点如下:①除喘息症状外,常伴有副鼻旁窦炎

（88%）、变应性鼻炎（69%）、多发性神经炎（66%～98%）；②病理检查特征有嗜酸性粒细胞浸润、肉芽肿病变、坏死性血管炎。

七、治疗

（一）脱离变应原

部分患者能找到引起哮喘发作的变应原或其他非特异刺激因素，应立即使患者脱离变应原的接触。

（二）药物治疗

治疗哮喘的药物可以分为控制药物和缓解药物。①控制药物：是指需要长期每天使用的药物。这些药物主要通过抗炎作用使哮喘维持临床控制，其中包括吸入糖皮质激素（简称激素）、全身用激素、白三烯调节药、长效 β_2 受体激动药（LABA，须与吸入激素联合应用）、缓释茶碱、色甘酸钠、抗 IgE 抗体及其他有助于减少全身激素剂量的药物等；②缓解药物：是指按需使用的药物。这些药物通过迅速解除支气管痉挛从而缓解哮喘症状，其中包括速效吸入 β_2 受体激动药、全身用激素、吸入性抗胆碱能药物、短效茶碱及短效口服 β_2 受体激动药等。

1.激素

激素是最有效的控制气道炎症的药物。给药途径包括吸入、口服和静脉应用等，吸入为首选途径。

（1）吸入给药：吸入激素的局部抗炎作用强；通过吸气过程给药，药物直接作用于呼吸道，所需剂量较小。通过消化道和呼吸道进入血液，药物的大部分被肝灭活，因此全身性不良反应较少。研究结果证明吸入激素可以有效减轻哮喘症状、提高生命质量、改善肺功能、降低气道高反应性、控制气道炎症，减少哮喘发作的频率和减轻发作的严重程度，降低病死率。当使用不同的吸入装置时，可能产生不同的治疗效果。多数成人哮喘患者吸入小剂量激素即可较好地控制哮喘。过多增加吸入激素剂量对控制哮喘的获益较小而不良反应增加。由于吸烟可降低激素的效果，故吸烟患者须戒烟并给予较高剂量的吸入激素。吸入激素的剂量与预防哮喘严重急性发作的作用之间有非常明确的关系，所以，严重哮喘患者长期大剂量吸入激素是有益的。

吸入激素在口咽部局部的不良反应包括声音嘶哑、咽部不适和念珠菌感染。吸药后及时用清水含漱口咽部，选用干粉吸入剂或加用储雾器可减少上述不良反应。吸入激素的全身不良反应的大小与药物剂量、药物的生物利用度、在肠道的吸收、肝首关代谢率及全身吸收药物的半衰期等因素有关。已上市的吸入激素中丙酸氟替卡松和布地奈德的全身不良反应较少。目前有证据表明成人哮喘患者每天吸入低至中剂量激素,不会出现明显的全身不良反应。长期高剂量吸入激素后可能出现的全身不良反应包括皮肤瘀斑、肾上腺功能抑制和骨密度降低等。已有研究证据表明吸入激素可能与白内障和青光眼的发生有关,但前瞻性研究没有证据表明与后囊下白内障的发生有明确关系。目前没有证据表明吸入激素可以增加肺部感染(包括肺结核)的发生率,因此伴有活动性肺结核的哮喘患者可以在抗结核治疗的同时给予吸入激素治疗。

气雾剂给药:临床上常用的吸入激素有 4 种(表 5-10)。包括二丙酸倍氯米松、布地奈德、丙酸氟替卡松等。一般而言,使用干粉吸入装置比普通定量气雾剂方便,吸入下呼吸道的药物量较多。

溶液给药:布地奈德溶液经以压缩空气为动力的射流装置雾化吸入,对患者吸气配合的要求不高,起效较快,适用于轻中度哮喘急性发作时的治疗。

吸入激素是长期治疗哮喘的首选药物。国际上推荐的每天吸入激素剂量,见表 5-10。我国哮喘患者所需吸入激素剂量比该表中推荐的剂量要小一些。

(2)口服给药:适用于中度哮喘发作、慢性持续哮喘吸入大剂量激素联合治疗无效的患者和作为静脉应用激素治疗后的序贯治疗。一般使用半衰期较短的激素(如泼尼松、泼尼松龙或甲泼尼龙等)。对于激素依赖型哮喘,可采用每天或隔天清晨顿服给药的方式,以减少外源性激素对下丘脑-垂体-肾上腺轴的抑制作用。泼尼松的维持剂量最好每天不超过 10 mg。

表 5-10 常用吸入型糖皮质激素的每天剂量与互换关系

药物	低剂量(μg)	中剂量(μg)	高剂量(μg)
二丙酸倍氯米松	200~500	500~1 000	>1 000
布地奈德	200~400	400~800	>800
丙酸氟替卡松	100~250	250~500	>500
环索奈德	80~160	160~320	>320

长期口服激素可以引起骨质疏松症、高血压、糖尿病、下丘脑-垂体-肾上腺轴的抑制、肥胖症、白内障、青光眼、皮肤菲薄导致皮纹和瘀斑、肌无力。对于伴有结核病、寄生虫感染、骨质疏松、青光眼、糖尿病、严重忧郁或消化性溃疡的哮喘患者,全身给予激素治疗时应慎重并应密切随访。长期甚至短期全身使用激素的哮喘患者可感染致命的疱疹病毒应引起重视,尽量避免这些患者暴露于疱疹病毒是必要的。尽管全身使用激素不是一种经常使用的缓解哮喘症状的方

法,但是对于严重的急性哮喘是需要的,因为它可以预防哮喘的恶化、减少因哮喘而急诊就诊或住院的机会、预防早期复发、降低病死率。推荐剂量:泼尼松龙 30～50 mg/d,5～10 天。具体使用要根据病情的严重程度,当症状缓解或其肺功能已经达到个人最佳值,可以考虑停药或减量。地塞米松因对垂体-肾上腺的抑制作用大,不推荐长期使用。

(3)静脉给药:严重急性哮喘发作时,应经静脉及时给予琥珀酸氢化可的松 (400～1 000 mg/d)或甲泼尼龙(80～160 mg/d)。无激素依赖倾向者,可在短期 (3～5 天)内停药;有激素依赖倾向者应延长给药时间,控制哮喘症状后改为口服给药,并逐步减少激素用量。

2.β_2 受体激动药

通过对气道平滑肌和肥大细胞等细胞膜表面的 β_2 受体的作用,舒张气道平滑肌、减少肥大细胞和嗜碱性粒细胞脱颗粒和介质的释放、降低微血管的通透性、增加气道上皮纤毛的摆动等,缓解哮喘症状。此类药物较多,可分为短效(作用维持 4～6 小时)和长效(维持 12 小时)β_2 受体激动药。后者又可分为速效(数分钟起效)和缓慢起效(30 分钟起效)两种(表 5-11)。

(1)短效 β_2 受体激动药(简称 SABA):常用的药物如沙丁胺醇和特布他林等。

表 5-11　β_2 受体激动药的分类

起效时间	作用维持时间	
	短效	长效
速效	沙丁胺醇吸入剂	福莫特罗吸入剂
	特布他林吸入剂	
	非诺特罗吸入剂	
慢效	沙丁胺醇口服剂	沙美特罗吸入剂
	特布他林口服剂	

1)吸入给药:可供吸入的短效 β_2 受体激动药包括气雾剂、干粉剂和溶液等。这类药物松弛气道平滑肌作用强,通常在数分钟内起效,疗效可维持数小时,是缓解轻至中度急性哮喘症状的首选药物,也可用于运动性哮喘。如每次吸入 100～200 μg 沙丁胺醇或 250～500 μg 特布他林,必要时每 20 分钟重复 1 次。1 小时后疗效不满意者应向医师咨询或去急诊就诊。这类药物应按需间歇使用,不宜长期、单一使用,也不宜过量应用,否则可引起骨骼肌震颤、低血钾、心律

失常等不良反应。压力型定量手控气雾剂(pMDI)和干粉吸入装置吸入短效 β_2 受体激动药不适用于重度哮喘发作;其溶液(如沙丁胺醇、特布他林、非诺特罗及其复方制剂)经雾化泵吸入适用于轻至重度哮喘发作。

2)口服给药:如沙丁胺醇、特布他林、丙卡特罗片等,通常在服药后 15～30 分钟起效,疗效维持 4～6 小时。如沙丁胺醇 2～4 mg,特布他林 1.25～2.5 mg,每天 3 次;丙卡特罗 25～50 μg,每天 2 次。使用虽较方便,但心悸、骨骼肌震颤等不良反应比吸入给药时明显。缓释剂型和控释剂型的平喘作用维持时间可达8～12小时,特布他林的前体药班布特罗的作用可维持 24 小时,可减少用药次数,适用于夜间哮喘患者的预防和治疗。长期、单一应用 β_2 受体激动药可造成细胞膜 β_2 受体的向下调节,表现为临床耐药现象,故应予避免。

3)注射给药:虽然平喘作用较为迅速,但因全身不良反应的发生率较高,国内较少使用。

4)贴剂给药:为透皮吸收剂型。现有产品有妥洛特罗,分为 0.5 mg、1 mg、2 mg共 3 种剂量。由于采用结晶储存系统来控制药物的释放,药物经过皮肤吸收,因此可以减轻全身不良反应,每天只需贴敷 1 次,效果可维持 24 小时。对预防晨降有效,使用方法简单。

(2)长效 β_2 受体激动药(LABA):这类 β_2 受体激动药的分子结构中具有较长的侧链,舒张支气管平滑肌的作用可维持 12 小时以上。目前,在我国临床使用的吸入型 LABA 有 2 种。沙美特罗:经气雾剂或碟剂装置给药,给药后 30 分钟起效,平喘作用维持12 小时以上。推荐剂量50 μg,每天 2 次吸入。福莫特罗:经吸入装置给药,给药后 3～5 分钟起效,平喘作用维持8～12 小时以上。平喘作用具有一定的剂量依赖性,推荐剂量 4.5～9 μg,每天 2 次吸入。吸入LABA 适用于哮喘(尤其是夜间哮喘和运动诱发哮喘)的预防和治疗。福莫特罗因起效相对较快,也可按需用于哮喘急性发作时的治疗。

近年来推荐联合吸入激素和 LABA 治疗哮喘。这两者具有协同的抗炎和平喘作用,可获得相当于(或优于)应用加倍剂量吸入激素时的疗效,并可增加患者的依从性、减少较大剂量吸入激素引起的不良反应,尤其适合于中至重度持续哮喘患者的长期治疗。不推荐长期单独使用LABA,应该在医师指导下与吸入激素联合使用。

3.白三烯调节药

包括半胱氨酰白三烯受体拮抗药和 5-脂氧化酶抑制药。除吸入激素外,是唯一可单独应用的长效控制药,可作为轻度哮喘的替代治疗药物和中重度哮喘的联合治疗用药。目前在国内应用主要是半胱氨酰白三烯受体拮抗药，通过对气道平滑肌和其他细胞表面白三烯受体的拮抗抑制肥大细胞和嗜酸性粒细胞释放出的半胱氨酰白三烯的致喘和致炎作用，产生轻度支气管舒张和减轻变应原、运动和二氧化硫（SO_2）诱发的支气管痉挛等作用，并具有一定程度的抗炎作用。本品可减轻哮喘症状、改善肺功能、减少哮喘的恶化。但其作用不如吸入激素，也不能取代激素。作为联合治疗中的一种药物，本品可减少中至重度哮喘患者每天吸入激素的剂量，并可提高吸入激素治疗的临床疗效，联用本品与吸入激素的疗效比联用吸入LABA与吸入激素的疗效稍差。但本品服用方便。尤适用于阿司匹林哮喘、运动性哮喘和伴有过敏性鼻炎哮喘患者的治疗。本品使用较为安全。虽然有文献报道接受这类药物治疗的患者可出现 Churg-Strauss 综合征，但其与白三烯调节剂的因果关系尚未肯定，可能与减少全身应用激素的剂量有关。5-脂氧化酶抑制药齐留通可能引起肝损害，需监测肝功能。通常口服给药。白三烯受体拮抗药扎鲁司特20 mg，每天 2 次；孟鲁司特 10 mg，每天 1 次；异丁司特 10 mg，每天 2 次。

4.茶碱

具有舒张支气管平滑肌作用，并具有强心、利尿、扩张冠状动脉、兴奋呼吸中枢和呼吸肌等作用。有研究资料显示，低浓度茶碱具有抗炎和免疫调节作用。作为症状缓解药，尽管现在临床上在治疗重症哮喘时仍然静脉使用茶碱，但短效茶碱治疗哮喘发作或恶化还存在争议，因为它在舒张支气管，与足量使用的快速 β_2 受体激动药对比，没有任何优势，但是它可能改善呼吸驱动力。不推荐已经长期服用缓释型茶碱的患者使用短效茶碱，除非该患者的血清中茶碱浓度较低或者可以进行血清茶碱浓度监测时。

口服给药：包括氨茶碱和控（缓）释型茶碱。用于轻至中度哮喘发作和维持治疗。一般剂量为每天6～10 mg/kg。口服控（缓）释型茶碱后昼夜血药浓度平稳，平喘作用可维持12～24 小时，尤其适用于夜间哮喘症状的控制。联合应用茶碱、激素和抗胆碱药物具有协同作用。但本品与 β_2 受体激动药联合应用时，易出现心率增快和心律失常，应慎用并适当减少剂量。

静脉给药：氨茶碱加入葡萄糖溶液中，缓慢静脉注射[注射速度不宜超过0.25 mg/(kg·min)]或静脉滴注，适用于哮喘急性发作且近 24 小时内未用过茶碱类药物的患者。负荷剂量为 4～6 mg/kg，维持剂量为 0.6～0.8 mg/(kg·h)。由于茶碱的"治疗窗"窄，以及茶碱代谢存在较大的个体差异，可引起心律失常、血压下降、甚至死亡，在有条件的情况下应监测其血药浓度，及时调整浓度和滴速。茶碱有效、安全的血药浓度范围应在 $6\sim15$ mg/L。影响茶碱代谢的因素较多，如发热性疾病、妊娠、抗结核治疗可以降低茶碱的血药浓度；而肝脏疾病、充血性心力衰竭及合用西咪替丁或喹诺酮类、大环内酯类等药物均可影响茶碱代谢而使其排泄减慢，增加茶碱的毒性作用，应引起临床医师的重视，并酌情调整剂量。多索茶碱的作用与氨茶碱相同，但不良反应较轻。双羟丙茶碱的作用较弱，不良反应也较少。

5.抗胆碱药物

吸入抗胆碱药物如溴化异丙托品、溴化氧托品和溴化泰乌托品等，可阻断节后迷走神经传出支，通过降低迷走神经张力而舒张支气管。其舒张支气管的作用比 β_2 受体激动药弱，起效也较慢，但长期应用不易产生耐药，对老年人的疗效不低于年轻人。

本品有气雾剂和雾化溶液两种剂型。经 pMDI 吸入溴化异丙托品气雾剂，常用剂量为，每天 $3\sim4$ 次；经雾化泵吸入溴化异丙托品溶液的常用剂量为 $50\sim125$ μg，每天 $3\sim4$ 次。溴化泰乌托品系新近上市的长效抗胆碱药物，对 M_1 和 M_3 受体具有选择性抑制作用，仅需每天 1 次吸入给药。本品与 β_2 受体激动药联合应用具有协同、互补作用。本品对有吸烟史的老年哮喘患者较为适宜，但对妊娠早期妇女和患有青光眼或前列腺肥大的患者应慎用。尽管溴化异丙托品被用在一些因不能耐受 β_2 受体激动药的哮喘患者上，但是到目前为止尚没有证据表明它对哮喘长期管理方面有显著效果。

6.抗 IgE 治疗

抗 IgE 单克隆抗体可应用于血清 IgE 水平增高的哮喘患者。目前它主要用于经过吸入糖皮质激素和 LABA 联合治疗后症状仍未控制的严重哮喘患者。目前在 $11\sim50$ 岁的哮喘患者的治疗研究中尚没有发现抗 IgE 治疗有明显不良反应，但因该药临床使用的时间尚短，其远期疗效与安全性有待进一步观察。价格昂贵也使其临床应用受到限制。

7.变应原特异性免疫疗法（SIT）

通过皮下给予常见吸入变应原提取液（如尘螨、猫毛、豚草等），可减轻哮喘症状和降低气道高反应性，适用于变应原明确但难以避免的哮喘患者。其远期疗效和安全性尚待进一步研究与评价。变应原制备的标准化也有待加强。哮喘患者应用此疗法应严格在医师指导下进行。目前已试用舌下给药的变应原免疫疗法。SIT 应该是在严格的环境隔离和药物干预无效（包括吸入激素）情况下考虑的治疗方法。现在没有研究比较其和药物干预的疗效差异。现在还没有证据支持使用复合变应原进行免疫治疗的价值。

8.其他治疗哮喘药物

(1)抗组胺药物：口服第二代抗组胺药物（H_1 受体拮抗药）如酮替芬、氯雷他定、阿司咪唑、氮草司丁、特非那定等具有抗变态反应作用，在哮喘治疗中的作用较弱。可用于伴有变应性鼻炎哮喘患者的治疗。这类药物的不良反应主要是嗜睡。阿司咪唑和特非那定可引起严重的心血管不良反应，应谨慎使用。

(2)其他口服抗变态反应药物：如曲尼司特、瑞吡司特等可应用于轻至中度哮喘的治疗。其主要不良反应是嗜睡。

(3)可能减少口服糖皮质激素剂量的药物：包括口服免疫调节药（甲氨蝶呤、环孢素、金制剂等）、某些大环内酯类抗生素和静脉应用免疫球蛋白等。其疗效尚待进一步研究。

(4)中医中药：采用辨证施治，有助于慢性缓解期哮喘的治疗。有必要对临床疗效较为确切的中（成）药或方剂开展多中心随机双盲的临床研究。

（三）急性发作期的治疗

哮喘急性发作的治疗取决于发作的严重程度及对治疗的反应。治疗的目的在于尽快缓解症状、解除气流受限和低氧血症，同时还需要制定长期治疗方案以预防再次急性发作。

对于具有哮喘相关死亡高危因素的患者，需要给予高度重视，这些患者应当尽早到医疗机构就诊。高危患者包括：①曾经有过气管插管和机械通气的濒于致死性哮喘的病史；②在过去 1 年中因为哮喘而住院或看急诊；③正在使用或最近刚刚停用口服激素；④目前未使用吸入激素；⑤过分依赖速效 β_2 受体激动药，特别是每月使用沙丁胺醇（或等效药物）超过 1 支的患者；⑥有心理疾病或社会心理问题，包括使用镇静药；⑦有对哮喘治疗计划不依从的历史。

轻度和部分中度急性发作可以在家庭中或社区中治疗。家庭或社区中的治疗措施主要为重复吸入速效 β_2 受体激动药，在第 1 小时每 20 分钟吸入 2～4 喷。随后根据治疗反应，轻度急性发作可调整为每 3～4 小时 2～4 喷，中度急性发作每 1～2 小时 6～10 喷。如果对吸入性 β_2 受体激动药反应良好（呼吸困难显著缓解，PEF 占预计值＞80％或个人最佳值，且疗效维持 3～4 小时），通常不需要使用其他的药物。如果治疗反应不完全，尤其是在控制性治疗的基础上发生的急性发作，应尽早口服激素（泼尼松龙0.5～1 mg/kg或等效剂量的其他激素），必要时到医院就诊。

　　部分中度和所有重度急性发作均应到急诊室或医院治疗。除氧疗外，应重复使用速效 β_2 受体激动药，可通过压力定量气雾剂的储雾器给药，也可通过射流雾化装置给药。推荐在初始治疗时连续雾化给药，随后根据需要间断给药（每4 小时 1 次）。目前尚无证据支持常规静脉使用 β_2 受体激动药。联合使用 β_2 受体激动药和抗胆碱能制剂（如异丙托溴铵）能够取得更好的支气管舒张作用。茶碱的支气管舒张作用弱于 SABA，不良反应较大，应谨慎使用。对规则服用茶碱缓释制剂的患者，静脉使用茶碱应尽可能监测茶碱血药浓度。中重度哮喘急性发作应尽早使用全身激素，特别是对速效 β_2 受体激动药初始治疗反应不完全或疗效不能维持，以及在口服激素基础上仍然出现急性发作的患者。口服激素与静脉给药疗效相当，不良反应小。

　　推荐用法：泼尼松龙 30～50 mg 或等效的其他激素，每天单次给药。严重的急性发作或口服激素不能耐受时，可采用静脉注射或滴注，如甲基泼尼松龙80～160 mg，或氢化可的松400～1 000 mg分次给药。地塞米松因半衰期较长，对肾上腺皮质功能抑制作用较强，一般不推荐使用。静脉给药和口服给药的序贯疗法有可能减少激素用量和不良反应，如静脉使用激素2～3 天，继之以口服激素3～5 天。不推荐常规使用镁制剂，可用于重度急性发作（FEV_1 25%～30%）或对初始治疗反应不良者。

　　重度和危重哮喘急性发作经过上述药物治疗，临床症状和肺功能无改善甚至继续恶化者，应及时给予机械通气治疗，其指征主要包括：意识改变、呼吸肌疲劳、$PaCO_2$ 不低于 6.0 kPa（45 mmHg）等。可先采用经鼻（面）罩无创机械通气，若无效应及早行气管插管机械通气。哮喘急性发作机械通气需要较高的吸气压，可使用适当水平的呼气末正压（PEEP）治疗。如果需要过高的气道峰压和平台压才能维持正常通气容积，可试用允许性高碳酸血症通气策略以减少呼吸机相关肺损伤。

　　初始治疗症状显著改善，PEF 或 FEV_1 占预计值的百分比恢复到或个人最佳值 60% 者以上可回家继续治疗，PEF 或 FEV_1 为 40%～60% 者应在监护下回到家庭或社区继续治疗，治疗前 PEF 或 FEV_1 低于 25% 或治疗后低于 40% 者应入院治疗。在出院时或近期的随访时，应当为患者制订一个详细的行动计划，审核患者是否正确使用药物、吸入装置和峰流速仪，找到急性发作的诱因并制订避免接触的措施，调整控制性治疗方案。严重的哮喘急性发作意味着哮喘管理的失败，这些患者应当给予密切监护、长期随访，并进行长期哮喘教育。

　　大多数哮喘急性发作并非由细菌感染引起，应严格控制抗菌药物的使用指征,除非有细菌感染的证据,或属于重度或危重哮喘急性发作。

八、教育与管理

尽管哮喘尚不能根治,但通过有效的哮喘管理,通常可以实现哮喘控制。成功的哮喘管理目标:①达到并维持症状的控制;②维持正常活动,包括运动能力;③维持肺功能水平尽量接近正常;④预防哮喘急性加重;⑤避免因哮喘药物治疗导致的不良反应;⑥预防哮喘导致的死亡。

建立医患之间的合作关系是实现有效的哮喘管理的首要措施。其目的是指导患者自我管理,对治疗目标达成共识,制定个体化的书面管理计划,包括自我监测、对治疗方案和哮喘控制水平周期性评估、在症状和(或)PEF提示哮喘控制水平变化的情况下,针对控制水平及时调整治疗以达到并维持哮喘控制。其中对患者进行哮喘教育是最基本的环节。

(一)哮喘教育

哮喘教育必须成为医患之间所有互助关系中的组成部分。对医院、社区、专科医师、全科医师及其他医务人员进行继续教育,通过培训哮喘管理知识,提高与患者沟通技巧,做好患者及家属教育。患者教育的目标是增加理解、增强技能、增加满意度、增强自信心、增加依从性和自我管理能力,增进健康减少卫生保健资源使用。

1.教育内容

(1)通过长期规范治疗能够有效控制哮喘。

(2)避免触发、诱发因素方法。

(3)哮喘的本质、发病机制。

(4)哮喘长期治疗方法。

(5)药物吸入装置及使用方法。

(6)自我监测,即如何测定、记录、解释哮喘日记内容、症状评分、应用药物、PEF,哮喘控制测试(ACT)变化。

(7)哮喘先兆、哮喘发作征象和相应自我处理方法,如何、何时就医。

(8)哮喘防治药物知识。

(9)如何根据自我监测结果判定控制水平,选择治疗。

(10)心理因素在哮喘发病中的作用。

2.教育方式

(1)初诊教育:是最重要的基础教育和启蒙教育,是医患合作关系起始的个体化教育,首先应提供患者诊断信息,了解患者对哮喘治疗的期望和可实现的程度,并至少进行以上(1)至(6)内容教育,预约复诊时间,提供教育材料。

(2)随访教育和评价:是长期管理方法,随访时应回答患者的疑问、评估最初疗效。定期评价、纠正吸入技术和监测技术,评价书面管理计划,理解实施程度,反复提供更新教育材料。

(3)集中教育:定期开办哮喘学校、学习班、俱乐部、联谊会进行大课教育和集中答疑。

(4)自学教育:通过阅读报纸、杂志、文章、看电视节目、听广播进行。

(5)网络教育:通过中国哮喘联盟网、全球哮喘防治创议网 GINA 等或互动多媒体技术传播防治信息。

(6)互助学习:举办患者防治哮喘经验交流会。

(7)定点教育:与社区卫生单位合作,有计划开展社区、患者、公众教育。

(8)调动全社会各阶层力量宣传普及哮喘防治知识。

哮喘教育是一个长期、持续过程,需要经常教育,反复强化,不断更新,持之以恒。

(二)哮喘管理

1.确定并减少危险因素接触

尽管对已确诊的哮喘患者应用药物干预,对控制症状和改善生活质量非常有效,但仍应尽可能避免或减少接触危险因素,以预防哮喘发病和症状加重。

许多危险因素可引起哮喘急性加重,被称为"触发因素",包括变应原、病毒感染、污染物、烟草烟雾、药物。减少患者对危险因素的接触,可改善哮喘控制并减少治疗药物需求量。早期确定职业性致敏因素,并防止患者进一步接触,是职业性哮喘管理的重要组成部分。

2.评估、治疗和监测

哮喘治疗的目标是达到并维持哮喘控制。大多数患者或家属通过医患合作制定的药物干预策略,能够达到这一目标,患者的起始治疗及调整是以患者的哮喘控制水平为依据,包括评估哮喘控制、治疗以达到控制,以及监测以维持控制这样一个持续循环过程(图 5-10)。

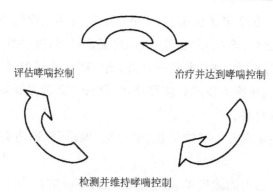

评估哮喘控制　　　　　　　治疗并达到哮喘控制

检测并维持哮喘控制

图 5-10　哮喘长期管理的循环模拟图

　　一些经过临床验证的哮喘控制评估工具如哮喘控制测试（ACT）、哮喘控制问卷（ACQ）、哮喘治疗评估问卷（ATAQ）等，也可用于评估哮喘控制水平。经国内多中心验证表明哮喘评估工具 ACT 不仅易学易用且适合中国国情。ACT 仅通过回答有关哮喘症状和生活质量的 5 个问题的评分进行综合判定，25 分为控制、20～24 分为部分控制、20 分以下为未控制，并不需要患者检查肺功能。这些问卷不仅用于临床研究，还可以在临床工作中评估患者的哮喘控制水平，通过长期连续检测维持哮喘控制，尤其适合在基层医疗机构推广，作为肺功能的补充，既适用于医师，也适用于患者自我评估哮喘控制，患者可以在家庭或医院，就诊前或就诊期间完成哮喘控制水平的自我评估。这些问卷有助于改进哮喘控制的评估方法并增进医患双向交流，提供了反复使用的客观指标，以便长期监测。

　　在哮喘长期管理治疗过程中，必须采用评估哮喘控制方法，连续监测提供可重复的客观指标，从而调整治疗，确定维持哮喘控制所需的最低治疗级别，以便维持哮喘控制，降低医疗成本。

第三节　支气管扩张症

　　支气管扩张是支气管慢性异常扩张性疾病，直径＞2 mm 中等大小近端支气管及其周围组织慢性炎症及支气管阻塞，引起支气管组织结构较严重的病理性破坏所致。儿童及青少年多见，常继发于麻疹、百日咳后的支气管炎，迁延不愈的支气管肺炎等。主要症状为慢性咳嗽、咳大量脓痰和（或）反复咯血。

一、病因和发病机制

(一)支气管-肺组织感染

婴幼儿时期支气管肺组织感染是支气管扩张最常见的病因。由于婴幼儿支气管较细,且支气管壁发育尚未完善,管壁薄弱,易于阻塞和遭受破坏。反复感染破坏支气管壁各层组织,尤其是肌层组织及弹性组织的破坏,减弱了对管壁的支撑作用。支气管炎使支气管黏膜充血、水肿、分泌物堵塞引流不畅,从而加重感染。左下叶支气管细长且位置低,受心脏影响,感染后引流不畅,故发病率高。左舌叶支气管开口与左下叶背段支气管开口相邻,易被左下叶背段感染累及,因此两叶支气管同时扩张也常见。

支气管内膜结核引起管腔狭窄、阻塞、引流不畅,导致支气管扩张。肺结核纤维组织增生、牵拉收缩,也导致支气管变形扩张,因肺结核多发于上叶,引流好,痰量不多或无痰,所以称之为"干性"支气管扩张。其他如吸入腐蚀性气体、支气管曲霉菌感染、胸膜粘连等可损伤或牵拉支气管壁,反复继发感染,引起支气管扩张。

(二)支气管阻塞

肿瘤、支气管异物和感染均引起支气管腔内阻塞,支气管周围肿大淋巴结或肿瘤的外压可致支气管阻塞。支气管阻塞导致肺不张,失去肺泡弹性组织缓冲,胸腔负压直接牵拉支气管壁引起支气管扩张。右肺中叶支气管细长,有三组淋巴结围绕,因非特异性或结核性淋巴结炎而肿大,从而压迫支气管,引起右肺中叶肺不张和反复感染,又称"中叶综合征"。

(三)支气管先天性发育障碍和遗传因素

支气管先天发育障碍,如巨大气管-支气管症,可能是先天性结缔组织异常、管壁薄弱所致的扩张。因软骨发育不全或弹性纤维不足,导致局部管壁薄弱或弹性较差所致支气管扩张,常伴有鼻旁窦炎及内脏转位(右位心),称为Kartagener综合征。与遗传因素有关的肺囊性纤维化,由于支气管黏液腺分泌大量黏稠黏液,分泌物潴留在支气管内引起阻塞、肺不张和反复继发感染,可发生支气管扩张。遗传性 α_1-抗胰蛋白酶缺乏症也伴有支气管扩张。

(四)全身性疾病

近年来发现类风湿关节炎、克罗恩病、溃疡性结肠炎、系统性红斑狼疮、支气管哮喘和泛细支气管炎等疾病可同时伴有支气管扩张。一些不明原因的支气管扩张,其体液和细胞免疫功能有不同程度的异常,提示支气管扩张可能与机体免疫功能失调有关。

二、病理

发生支气管扩张的主要原因是炎症。支气管壁弹力组织、肌层及软骨均遭到破坏,由纤维组织取代,使管腔逐渐扩张。支气管扩张的形状可为柱状或囊状,也常混合存在呈囊柱状。典型的病理改变为支气管壁全层均有破坏,黏膜表面常有溃疡及急、慢性炎症,纤毛柱状上皮细胞鳞状化生、萎缩,杯状细胞和黏液腺增生,管腔变形、扭曲、扩张,腔内含有多量分泌物。常伴毛细血管扩张,或支气管动脉和肺动脉的终末支扩张与吻合,进而形成血管瘤,破裂可出现反复大量咯血。支气管扩张发生反复感染,病变范围扩大蔓延,逐渐发展影响肺通气功能及肺弥散功能,导致肺动脉高压,引起肺心病、右心衰。

三、临床表现

本病多起病于小儿或青年,呈慢性经过,多数患者在童年期有麻疹、百日咳或支气管肺炎迁延不愈的病史。早期常无症状,随病情发展可出现典型临床症状。

(一)症状

1.慢性咳嗽、大量脓痰

与体位改变有关,每天痰量可达 100~400 mL,支气管扩张分泌物积潴,体位变动时分泌物刺激支气管黏膜,引起咳嗽和排痰。痰液静置后分 3 层:上层为泡沫,中层为黏液或脓性黏液,底层为坏死组织沉淀物。合并厌氧菌混合感染时,则痰有臭味,常见病原体为铜绿假单胞菌、金黄色葡萄球菌、流感嗜血杆菌、肺炎链球菌和卡他莫拉菌。

2.复咯血

50%~70%的患者有不同程度的咯血史,从痰中带血至大量咯血,咯血量与病情严重程度、病变范围不一定成比例。部分患者以反复咯血为唯一症状,平时无咳嗽、咳脓痰等症状,称为干性支气管扩张,病变多位于引流良好的上叶支气管。

3.反复肺部感染

特点为同一肺段反复发生肺炎并迁延不愈,此由于扩张的支气管清除分泌物的功能丧失,引流差,易反复发生感染。

4.慢性感染中毒症状

反复感染可引起发热、乏力、头痛、食欲减退等,病程较长者可有消瘦、贫血,儿童可影响生长发育。

(二)体征

早期或干性支气管扩张可无异常肺部体征。典型者在下胸部、背部可闻及固定、持久的局限性粗湿啰音,有时可闻及哮鸣音。部分慢性患者伴有杵状指(趾),病程长者可有贫血和营养不良,出现肺炎、肺脓肿、肺气肿、肺心病等并发症时可有相应体征。

四、实验室检查及辅助检查

(一)实验室检查

白细胞总数与分类一般正常,急性感染时白细胞总数及中性粒细胞比例可增高,贫血患者血红蛋白下降,血沉可增快。

(二)X 线检查

早期轻症患者胸部平片可无特殊发现,典型 X 线表现为一侧或双侧下肺纹理增粗紊乱,其中有多个不规则的透亮阴影,或沿支气管分布的蜂窝状、卷发状阴影,急性感染时阴影内可出现小液平面。柱状支气管扩张的 X 线表现是"轨道征",系增厚的支气管壁影。胸部 CT 显示支气管管壁增厚的柱状扩张,并延伸至肺周边,或成串、成簇的囊状改变,可含气液平面。支气管造影可确诊此病,并明确支气管扩张的部位、形态、范围和病变严重程度,为手术治疗提供资料。高分辨 CT 较常规 CT 具有更高的空间和密度分辨力,能够显示以次级肺小叶为基本单位的肺内细微结构,已基本取代支气管造影(图 5-11)。

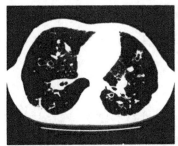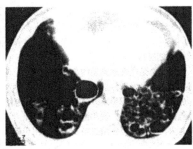

图 5-11　胸部 CT

(三)支气管镜检

可发现出血、扩张或阻塞部位及原因,可进行局部灌洗、清除阻塞,局部止血,取灌洗液行细菌学、细胞学检查,有助于诊断、鉴别诊断与治疗。

五、诊断

根据慢性咳嗽、咳大量脓痰、反复咯血和肺同一肺段反复感染等病史,查体于下胸部及背部可闻及固定而持久的粗湿啰音、结合童年期有诱发支气管扩张的呼吸道感染病史,X 线显示局部肺纹理增粗、紊乱或呈蜂窝状、卷发状阴影,可做出初步临床诊断,支气管造影或高分辨 CT 可明确诊断。

六、鉴别诊断

(一)慢性支气管炎

多发生于中老年吸烟者,于气候多变的冬春季节咳嗽、咳痰明显,多为白色黏液痰,感染急性发作时出现脓性痰,反复咯血症状不多见,两肺底散在的干湿啰音,咳嗽后可消失。胸片肺纹理紊乱,或有肺气肿改变。

(二)肺脓肿

起病急,全身中毒症状重,有高热、咳嗽、大量脓臭痰,X 线检查可见局部浓密炎症阴影,其中有空洞伴气液平面,有效抗生素治疗后炎症可完全吸收。慢性肺脓肿则以往有急性肺脓肿的病史。支气管扩张和肺脓肿可以并存。

(三)肺结核

常有低热、盗汗、乏力等结核中毒症状,干、湿性啰音多位于上肺部,X 线胸片和痰结核菌检查可做出诊断。结核可合并支气管扩张,部位多见于双肺上叶及下叶背段支气管。

(四)先天性肺囊肿

先天性肺囊肿是一种先天性疾病,无感染时可无症状,X 线检查可见多个薄壁的圆形或椭圆形阴影,边界纤细,周围肺组织无炎症浸润,胸部 CT 检查和支气管造影有助于诊断。

(五)弥漫性泛细支气管炎

慢性咳嗽、咳痰,活动时呼吸困难,合并慢性鼻旁窦炎,胸片与胸 CT 有弥漫分布的边界不太清楚的小结节影。类风湿因子、抗核抗体、冷凝集试验可呈阳性,需病理学确诊。大环内酯类的抗生素治疗 2 个月以上有效。

七、治疗

支气管扩张的治疗原则是防治呼吸道反复感染,保持呼吸道引流通畅,必要时手术治疗。

(一)控制感染

控制感染是急性感染期的主要治疗措施。应根据病情参考细菌培养及药物敏感试验结果选用抗菌药物。轻者可选用氨苄西林或阿莫西林 0.5 g,一天 4 次,或用第一、二代头孢菌素;也可用氟喹诺酮类或磺胺类药物。重症患者需静脉联合用药;如第三代头孢菌素加氨基糖苷类药物有协同作用。假单胞菌属细菌感染者可选用头孢他啶、头孢吡肟和亚胺培南等。若痰有臭味,多伴有厌氧菌感染,则可加用甲硝唑 0.5 g 静脉滴注,一天 2~3 次;或替硝唑 0.4~0.8 g 静脉滴注,一天 2 次。其他抗菌药物如大环内酯类、四环素类可酌情应用。经治疗后如体温正常,脓痰明显减少,则 1 周左右考虑停药。缓解期不必常规使用抗菌药物,应适当锻炼,增强体质。

(二)清除痰液

清除痰液是控制感染和减轻全身中毒症状的关键。

1.祛痰剂

口服氯化铵 0.3~0.6 g,或溴己新 8~16 mg,每天 3 次。

2.支气管舒张剂

由于支气管痉挛,部分患者痰液排出困难,在无咳血的情况下,可口服氨茶碱0.1~0.2 g,一天 3~4 次或其他缓解气道痉挛的药物,也可加用 β_2-受体激动剂或异丙托溴铵吸入。

3.体位引流

体位引流是根据病变部位采取不同的体位,原则上使患处处于高位,引流支气管的开口朝下,以利于痰液排入大气道咳出,对于痰量多、不易咳出者更重要。每天 2~4 次,每次 15~30 分钟。引流前可行雾化吸入,体位引流时轻拍病变部位以提高引流效果。

4.纤维支气管镜吸痰

若体位引流痰液难以排出,可行纤维支气管镜吸痰,清除阻塞。可用生理盐水冲洗稀释痰液,并局部应用抗生素治疗,效果明显。

(三)咯血的处理

大咯血最重要的环节是防止窒息。若经内科治疗未能控制,可行支气管动脉造影,对出血的小动脉定位后注入吸收性明胶海绵或聚乙烯醇栓,或导入钢圈进行栓塞止血。

(四)手术治疗

适用于心肺功能良好,反复呼吸道感染或大咯血内科治疗无效,病变范围局限于一叶或一侧肺组织者。危及生命的大咯血,明确出血部位时部分病患需急诊手术。

八、预防及预后

积极防治婴幼儿麻疹、百日咳、支气管肺炎及肺结核等慢性呼吸道疾病,增强机体免疫及抗病能力,防止异物及尘埃误吸,预防呼吸道感染。

病变较轻者及病灶局限内科治疗无效手术切除者预后好;病灶广泛,后期并发肺心病者预后差。

第六章　急危重症

第一节　急性脓胸

一、病因

脓性渗出液积聚于胸膜腔内的化脓性感染称为"脓胸"。按照病理发展过程，脓胸可以分为急性脓胸和慢性脓胸，病程在4～6周以内的为急性脓胸。

(一)急性脓胸

急性脓胸主要是由胸膜腔的继发性感染所致，常见的原因有以下几种。

(1)肺部感染：约50%的急性脓胸继发于肺部炎性病变之后。肺脓肿可直接侵及胸膜或破溃产生急性脓胸。

(2)邻近组织化脓性病灶：发生纵隔脓肿、膈下脓肿或肝脓肿时，致病菌经淋巴组织或直接穿破侵入胸膜腔，可形成单侧或双侧脓胸。

(3)胸部手术：术后脓胸多与支气管胸膜瘘或食管吻合口瘘合并发生，有较少一部分是由术中污染或术后切口感染穿入胸腔所致。

(4)胸部穿透伤后，由于弹片、衣服碎屑等异物可将致病菌带入胸膜腔，加之常有血胸，易形成化脓性感染。

(5)败血症或脓毒血症：细菌可经血循环到达胸腔产生脓胸，此类脓胸多见于婴幼儿或体弱的患者。

(6)其他：如自发性气胸或其他原因所致的胸腔积液，经反复穿刺或引流后并发感染;自发性食管破裂,纵隔畸胎瘤感染,穿入胸腔均可形成脓胸。

(二)慢性脓胸

1.急性脓胸治疗不及时或处理不适当

急性脓胸期间选用抗生素不恰当,或治疗过程中未能及时调整剂量及更换敏感抗生素,可导致脓液生成仍较多,如果此时引流管的位置高低、深浅不合适,管径过细或者引流管有扭曲及堵塞,引流不畅,均可形成慢性脓胸。

2.胸腔内异物残留

外伤后如果有异物,如金属碎片、骨片、衣服碎条等残留在胸腔内,或手术后异物等残留,则脓胸很难治愈,即使引流通畅、彻底,也可因异物残留而不能清除致病菌的来源,从而不能治愈,发生慢性脓胸。

3.引起脓胸的原发疾病未能治愈

如果脓胸是继发于肺脓肿、支气管瘘、食管瘘、肝脓肿、膈下脓肿、脊椎骨髓炎等疾病,则在原发病变未治愈之前,脓胸也很难治愈,易形成慢性脓胸。

4.特异性感染

如结核性感染、真菌性感染、阿米巴性脓胸均容易形成慢性脓胸。

二、临床表现

急性脓胸患者常有胸痛、发热、呼吸急促、脉快、周身不适、食欲缺乏等症状,如为肺炎后急性脓胸,多有肺炎后1～2周出现胸痛、持续高热的病史。查体可见发热面容,患者有时不能平卧,患侧胸部语颤减弱,叩诊呈浊音并有叩击痛,听诊呼吸音减弱或消失。白细胞计数增高,中性粒细胞增至80%以上,有核左移。胸部X线检查因胸膜腔积液的量和部位不同而表现各异:少量胸腔积液可见肋膈窦消失的模糊阴影;积液量多时可见肺组织受压萎陷,积液呈外高内低的弧形阴影;大量积液使患侧胸部呈一片均匀模糊的阴影,纵隔向健侧移位;脓液局限于肺叶间,或位于肺与纵隔、横膈或胸壁之间时,局限性阴影不随体位改变而变动,边缘光滑,有时与肺不张不易鉴别。有支气管胸膜瘘或食管吻合口瘘者可见气液平面。

继发于肺部感染的急性脓胸往往是在肺部感染症状好转以后,又再次出现高热、胸痛、呼吸困难、咳嗽、全身乏力、食欲缺乏等症状,患者常呈急性病容,不能平卧或改变体位时咳嗽,严重时可出现发绀。患者患侧呼吸运动减弱,肋间隙饱满、增宽,叩患侧呈实音并有叩击痛,如为左侧积液则心浊音界不清,如为右侧积液则肺肝界不清;纵隔心脏向健侧移位,气管偏向健侧,听诊患侧呼吸音减弱、消失或呈管性呼吸音,语颤减弱。

三、诊断要点

(1)患者常有胸痛、高热、呼吸急促、脉快、周身不适、食欲缺乏。

(2)积脓较多者多有胸闷、咳嗽、咳痰等症状。如为肺炎后急性脓胸,多有肺炎后1~2周出现胸痛、持续高热的病史。

(3)呈发热面容,有时不能平卧,患侧胸部语颤减弱,叩诊呈浊音并有叩击痛,听诊呼吸音减弱或消失,严重者可伴有发绀或者休克。

(4)白细胞计数增高,中性粒细胞增多,有核左移。

(5)X线检查:少量胸腔积液(100~300 mL)时可见肋膈窦消失的模糊阴影;中等量积液(300~1 000 mL)时可见肺组织受压萎陷,积液呈外高内低的弧形阴影;大量积液(>1 000 mL)时患侧胸部呈一片均匀模糊的阴影,纵隔向健侧移位。脓液局限于肺叶间,或位于肺与纵隔、横膈或胸壁之间时,局限性阴影不随体位改变而变动,边缘光滑,此时应与肺不张相鉴别。

(6)超声波检查可见积液反射波,能明确积液范围并可作出准确定位,并且有助于脓胸的诊断和确定穿刺部位。

(7)胸腔穿刺抽得脓液,可诊断为脓胸。首先要注意脓液的外观性状、质地、气味,其次要做涂片镜检、细菌培养及抗生素敏感试验,以此指导临床用药。

四、治疗要点

(一)排除脓液

排除脓液为治疗脓胸的关键,应及早、反复地行胸腔穿刺抽出脓液,并向胸腔内注入抗生素,如果胸腔内脓液稠厚不易抽出,或者经过治疗脓液量不见减少,患者临床症状无明显改善,或者发现有大量液体,怀疑伴有气管食管瘘或者腐败性脓胸,均宜及早施行胸膜腔闭式引流术,排尽脓液,使肺早日复张。胸膜腔闭式引流术有两种:肋间引流术和肋床引流术。

(二)控制感染

根据病原菌及药敏试验结果,选用有效、足量的抗生素,以静脉给药为好,观察疗效并及时调整药物和剂量。

(三)全身支持治疗

可给予患者高蛋白、高热量、高维生素饮食,注意水和电解质的平衡,纠正贫血。必要时行静脉补液和输血。

脓液排出后,肺逐渐膨胀,两层胸膜靠拢,空腔逐渐闭合,如果空腔闭合缓慢或者不够令人满意,可早行胸腔扩清及纤维剥除术。若脓腔长期不能闭合,则成为慢性脓胸。

五、治疗、预后及注意事项

对血源性感染脓胸,致病菌主要是葡萄球菌,可考虑头孢唑林(2 g,每8 小时1 次,静脉滴注)+阿米卡星(0.2 g,肌内注射,每天 2~3 次)或庆大霉素(8 万 U,每8 小时 1 次,静脉或肌内注射)。如果继发于肺内感染,可参考各种肺内感染的用药情况,一般可以选用头孢曲松(2 g,每天1 次,静脉滴注)+克林霉素(600 mg,每8 小时1 次,静脉滴注),抗菌药物疗程为 3~6 周。

预后方面,根据血细菌学检查结果和药敏试验结果,指导抗生素选择,处理得当者预后良好。急性脓胸是严重感染,需要积极救治,以免迁延为慢性,影响患者的生活和工作。注意事项:①穿刺引流脓液应做微生物检查,包括培养和细菌涂片检查;②抗菌药物治疗需要根据细菌培养结果进行调整。

第二节　急性肺脓肿

急性肺脓肿的诊疗流程如图 6-1 所示。

一、病因及发病机制

肺脓肿是由各种病原菌感染产生肺部化脓性炎症、组织坏死、破坏、液化而形成的。正常人呼吸道的鼻腔、口咽部有大量细菌寄殖,据报道每毫升唾液中含有 10^8 个厌氧菌,比需氧菌含量(10^7/mL)高出 10 倍,齿缝中有更多的厌氧菌存在,牙周炎部位厌氧菌含量则更高。肺脓肿的致病菌与口咽部的寄殖菌密切相关,且常为多种细菌混合感染,其中厌氧菌感染占重要地位,常见的厌氧菌为产黑色素类杆菌、口腔类杆菌、核酸杆菌、消化球菌、消化链球菌、韦荣球菌、微需氧链球菌等;脆弱类杆菌亦占一定比例,坏死梭杆菌已较少见。需氧菌、兼性厌氧菌主要为金黄色葡萄球菌、化脓性链球菌(A 组溶血性链球菌)、肺炎杆菌、铜绿假单胞菌等,由于它们的毒力强、生长繁殖快,容易产生肺组织坏死,形成脓肿。其他如大肠埃希菌、变形杆菌、不动杆菌、军团菌等亦偶可引起肺脓肿。

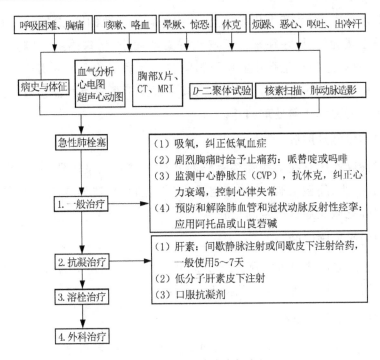

图 6-1　急性肺脓肿的诊断流程

肺脓肿的发生途径主要为吸入性感染,占 60% 以上;其次为肺外化脓性感染通过血道产生血源性肺脓肿和继发于其他肺部疾病的感染所致继发性肺脓肿。

(一)吸入性肺脓肿

深睡时,约 50% 的正常人可将口咽部分泌物吸入肺部,但通过咳嗽反射和其他呼吸道正常防御机制,如支气管纤毛活动、肺泡巨噬细胞对细菌的吞噬作用而不致引起疾病。神志改变患者吸入的机会则更多,约占 75%。当咳嗽反射受到抑制和机体免疫功能减退时,若吸入含有大量细菌的上呼吸道分泌物,细菌就可能在肺部生长繁殖,产生化脓性肺炎,引起组织坏死,脓肿形成,特别是口腔卫生不良、齿龈炎、牙周炎、齿槽溢脓、上呼吸道手术后、全身麻醉、神志不清、食管病变、置鼻饲管、酗酒、体弱有基础疾病的老年人等更易于发病。少数病例可无明显吸入史。医院外感染的吸入性肺脓肿中,厌氧菌感染占比为 85%～93%,单纯厌氧菌感染占 1/3～3/4;而院内获得性感染肺脓肿中,厌氧菌占 25% 左右。

(二)血源性肺脓肿

血源性肺脓肿是由于肺外部位感染病灶的细菌或脓毒性栓子经血道播散至

肺部引起小血管梗死，产生化脓性炎症、组织坏死导致的肺脓肿。病原菌以金黄色葡萄球菌最为常见，往往来源于皮肤感染如痈疖、伤口感染、骨髓炎等。泌尿道、腹腔或盆腔感染产生败血症所致肺脓肿的致病菌常为革兰阴性杆菌，厌氧菌血行播散引起的肺脓肿相对较少发生，其多起源于腹腔和盆腔感染，主要为脆弱类杆菌等类杆菌和厌氧性球菌等。

(三)继发性肺脓肿

继发性肺脓肿是在某些肺部疾病的基础上继发感染所致，常见为支气管囊肿、支气管扩张、癌性空洞、肺结核空洞、支气管肿瘤，或异物吸入阻塞支气管引起的远端肺化脓炎症等产生的脓肿。

(四)阿米巴肺脓肿

阿米巴肺脓肿多继发于阿米巴肝脓肿。由于肝脓肿好发于肝右叶的顶部，易穿破膈肌至右肺下叶，形成阿米巴肺脓肿。

二、临床表现及特征

急性肺脓肿起病急骤，患者有高热、畏寒，部分患者有寒战、咳嗽、咳黏液痰或黏脓性痰，可伴患侧胸痛、气促。1～2周后有大量脓性痰咳出，每天量数百毫升，约60%的痰带臭味，提示厌氧菌感染。常见咯血，约占80%，常有吸入史。单纯厌氧菌感染肺脓肿的症状有时发病较隐匿，病史常超过2周，开始仅出现乏力、低热、咳嗽，继而有明显中毒症状及咳脓性臭痰，或有体重减轻、贫血等表现。血源性肺脓肿常有肺外感染史，患者先出现畏寒、高热，1～2周后始有咳嗽、咳少量黏痰、胸闷不适等呼吸道症状，少有咳脓臭痰或咯血。继发性肺脓肿起病缓慢，咳脓性痰，量相对较少，一般少带臭味，发病前常伴有原发疾病的相应临床表现。初始患者肺部可无阳性体征出现，或于患侧出现湿啰音；随后出现实变体征，可闻及支气管呼吸音，肺脓腔较大时，支气管呼吸音更为明显，可能有空瓮声。病变累及胸膜可闻及摩擦音，产生脓胸或脓气胸则出现相应体征。

X线表现：早期胸片显示大片边缘模糊的致密阴影，约75%位于右上叶后段或下叶尖段；少数亦可在基底段。病灶多紧贴胸膜或叶间裂。形成脓腔后，于立位可见带有液平面的空洞，其周围有炎性浸润阴影；亦可于开始见到多个小透亮区的炎症浸润，然后再融合成一较大空洞，多房空洞则出现多个液平面；引流支气管阻塞可产生薄壁、张力性空洞，经治疗空洞缩小、关闭，炎症吸收、消散，不留痕迹或仅留少许纤维条索状影，如伴脓胸即出现胸腔积液征象。

血源性肺脓肿开始见两肺多发性片状炎症阴影，边缘模糊，大小不一，主要位于两肺周围部位,以后边缘逐渐清楚,呈圆形或椭圆形致密影,并形成含有液平面的多个脓腔,治疗后炎症吸收,局部纤维化或形成气囊,以后逐渐消失。经常伴有胸腔积液或液气胸征象。

三、诊断及鉴别诊断

发病急、高热、畏寒、咳嗽、咳大量脓性臭痰为肺脓肿的典型症状,有吸入史者对诊断更有帮助;外周血白细胞计数及中性粒细胞增多,胸部 X 线片显示脓肿或脓腔伴液平为诊断肺脓肿的重要依据。细菌学诊断可行痰培养或血培养,鉴定致病菌,然而痰液检查往往受到口咽部寄居菌的污染,培养结果不能真正代表肺部感染的病原菌,为尽量减少污染,自下呼吸道直接采样的方法最为理想,尤其对厌氧菌感染的诊断更为必要。常用方法为经气管吸引或经纤维支气管镜取样,以防污染。用标本刷采样并做细菌定量培养,可获较为可靠的结果。

肺脓肿应与下列疾病相鉴别。

(一)细菌性肺炎

早期肺脓肿与细菌性肺炎在症状及 X 线表现上很相似。细菌性肺炎中,肺炎链球菌肺炎最常见,患者常有口唇疱疹、铁锈色痰而无大量黄脓痰,胸部 X 线片示肺叶或段实变,或呈片状淡薄炎性病变,边缘模糊不清,但无脓腔形成。其他细菌性肺炎有化脓性倾向的葡萄球菌、肺炎杆菌肺炎等。对痰或血的细菌分离可作出鉴别。

(二)空洞性肺结核

空洞性肺结核发病缓慢,病程长,常伴有结核毒性症状,如午后低热、乏力、盗汗、长期咳嗽、咯血等。胸部 X 线片示空洞壁较厚,其周围可见结核浸润病灶,或伴有斑点、结节状病变,空洞内一般无液平面,有时伴有同侧或对侧的结核播散病灶,痰中可找到结核杆菌。继发感染时,亦可有大量黄脓痰。应结合过去史,在治疗继发感染的同时,反复查痰可确诊。

(三)支气管肺癌

肿瘤阻塞支气管可引起远端肺部阻塞性炎症,呈肺叶、肺段分布。癌灶坏死液化可形成癌性空洞。支气管肺癌发病较慢,常无或仅有低度毒性症状;胸部 X 线片示空洞常呈偏心,壁较厚,内壁凹凸不平,一般无液平面,空洞周围无炎症反应。由于癌肿经常发生转移,故常见到肺门淋巴结肿大。通过 X 线体层摄片、胸部 CT 扫描、痰脱落细胞检查和纤维支气管镜检查可确诊。

（四）肺囊肿继发感染

肺囊肿呈圆形，腔壁薄而光滑，常伴有液平面，周围无炎性反应，患者常无明显的毒性症状或咳嗽。若有感染前的 X 线片相比较，则更易鉴别。

四、急救处理

上呼吸道、口腔的感染灶必须加以根治。口腔手术时，应将分泌物尽量吸出。昏迷或全身麻醉患者应加强护理，预防肺部感染。早期发现和彻底治疗是根治肺脓肿的关键，治疗原则为抗炎和引流。

（一）抗生素治疗

急性肺脓肿的感染细菌（包括绝大多数厌氧菌）都对青霉素敏感，青霉素疗效较佳，故最常用。剂量根据病情而定，严重者静脉滴注 240 万～1 000 万 U/d，一般可用 160 万～240 万 U，每天分 2～3 次肌内注射。在有效的抗生素治疗下，患者体温 3～10 天可降至正常，一般急性肺脓肿经青霉素治疗均可获痊愈。脆性类杆菌对青霉素不敏感，可用林可霉素 0.5 g，每天 3～4 次口服；或 0.6 g 每天 2～3 次肌内注射，病情严重者可用 1.8 g 加于 5% 的葡萄糖溶液 500 mL 内静脉滴注，每天 1 次；或克林霉素 0.15～0.3 g，每天 4 次口服；或甲硝唑 0.4 g，每天 3 次口服。嗜肺军团杆菌所致的肺脓肿红霉素治疗有良效。抗生素疗程一般为 8～12 周，或直至临床症状完全消失，X 线片显示脓腔及炎性病变完全消散，仅残留条索状纤维阴影为止。在全身用药的基础上，可加用局部治疗，如环甲膜穿刺、鼻导管气管内或经纤维支气管镜滴药，常用青霉素 80 万 U（稀释 2～5 mL），滴药后按脓肿部位采取适当体位，静卧 1 小时。

血源性肺脓肿为脓毒血症的并发症，应按脓毒血症治疗。

（二）痰液引流

祛痰药如氯化铵 0.3 g、沐舒痰 30 mg、化痰片 500 mg、祛痰灵 10 mL，每天 3 次口服，可使痰液易咳出。痰浓稠者可用气道湿化（如蒸气吸入、超声雾化吸入等）以利痰液的引流。患者一般情况较好，发热不高者体位引流可助脓液的排出。为促进排脓，可使脓肿部位处于高位，在患部轻拍，2～3 次/天，每次 10～15 分钟。有明显痰液阻塞征象者，可经纤维支气管镜冲洗并吸引。

第三节　急性呼吸窘迫综合征

　　临床上可将急性呼吸窘迫综合征（ARDS）的相关危险因素分为 9 类，如表 6-1 所示。其中，部分诱因易持续存在或者很难控制，是导致治疗效果不好甚至患者死亡的重要原因。严重感染、DIC、胰腺炎等是难治性 ARDS 的常见原因。

表 6-1　ARDS 的相关危险因素

1.感染	秋水仙碱
细菌(多为革兰阴性需氧菌和金黄色葡萄球菌)	三环类抗抑郁药
真菌和肺孢子菌	5.弥散性血管内凝血(DIC)
病毒	血栓性血小板减少性紫癜(TTP)
分枝杆菌	溶血性尿毒症综合征
立克次体	其他血管炎性综合征
2.误吸	热射病
胃酸	6.胰腺炎
溺水	7.吸入
碳氢化合物和腐蚀性液体	来自易燃物的烟雾
3.创伤(通常伴有休克或多次输血)	气体(NO_2、NH_3、Cl_2、镉、光气、氧气)
软组织撕裂	8.代谢性疾病
烧伤	酮症酸中毒
头部创伤	尿毒症
肺挫伤	9.其他
脂肪栓塞	羊水栓塞
4.药物和化学品	妊娠物滞留体内
鸦片制剂	子痫
水杨酸盐	蛛网膜或颅内出血
百草枯(除草剂)	白细胞凝集反应
副醛	反复输血
氯乙基戊烯炔醇(镇静药)	心肺分流

一、发病机制

(一)炎症细胞、炎症介质及其作用

1.中性粒细胞

中性粒细胞是 ARDS 发病过程中重要的效应细胞,其在肺泡内大量募集是发病早期的组织学特征。中性粒细胞可通过许多机制介导肺损伤,包括释放活性氮、活性氧、细胞因子、生长因子等放大炎症反应。此外,中性粒细胞还能大量释放蛋白水解酶,尤其是弹性蛋白酶,从而损伤肺组织。其他升高的蛋白酶包括胶原酶和明胶酶 A、B,同时也可检测到高水平的内源性金属酶抑制剂,如 TIMP,说明蛋白酶/抗蛋白酶平衡在中性粒细胞诱发的蛋白溶解性损伤中具有重要作用。

2.细胞因子

ARDS 患者体液中有多种细胞因子的水平升高,并有研究发现细胞因子之间的平衡是炎症反应程度和持续时间的决定因素。ARDS 患者体内的细胞因子反应相当复杂,包括促炎因子、抗炎因子及促炎因子内源性抑制剂等的相互作用。在 ARDS 患者的支气管肺泡灌洗液(BALF)中,炎症因子如 IL-Iβ、TNF-α 在肺损伤发生前后均有升高,但相关的内源性抑制剂如 IL-Iβ 受体拮抗药及可溶性 TNF-α 受体升高更为显著,提示在 ARDS 发病早期有显著的抗炎反应。

虽然一些临床研究提示,ARDS 患者 BALF 中细胞群 NF-κB 的活性升高,但是后者的活化水平似乎与 BALF 中性粒细胞的数量、IL-8 水平及病死率等临床指标并无相关性。而另一项对15 例败血症患者外周血单核细胞细胞核提取物中 NF-κB 活性的研究表明,NF-κB 的结合活性与 APACHE-Ⅱ 评分类似,可以作为评价 ARDS 预后的精确指标。虽然该实验结果提示总NF-κB活性水平可能是决定 ARDS 预后的指标,但仍需要大量的研究证实。

3.氧化/抗氧化平衡

ARDS 患者肺部的氧气和抗氧化反应严重失衡。正常情况下,活性氧、活性氮被复杂的抗氧化系统拮抗,如抗氧化酶(超氧化物歧化酶、过氧化氢酶)、低分子清除剂(维生素 E、维生素 C 和谷酰胺)清除或修复氧化损伤的分子(多种 DNA 的蛋白质分子)。研究发现,ARDS 患者体内氧化剂增加和抗氧化剂降低几乎同时发生。

内源性抗氧化剂水平改变会影响 ARDS 的患病风险,如慢性饮酒者在遭受刺激事件(如严重创伤、胃内容物误吸)后易诱发 ARDS,但患 ARDS 风险增加的

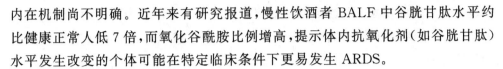

内在机制尚不明确。近年来有研究报道,慢性饮酒者 BALF 中谷胱甘肽水平约比健康正常人低 7 倍,而氧化谷酰胺比例增高,提示体内抗氧化剂(如谷胱甘肽)水平发生改变的个体可能在特定临床条件下更易发生 ARDS。

4.凝血机制

ARDS 患者凝血因子异常可导致凝血与抗凝失衡,最终造成肺泡内纤维蛋白沉积。ARDS 的高危人群及 ARDS 患者 BALF 中凝血活性增强,组织因子(外源性凝血途径中血栓形成的启动因子)水平显著升高。ARDS 发生 3 天后,凝血活性达到高峰,之后开始下降,同时伴随着抗凝活性的下降。ARDS 患者 BALF 中促进纤维蛋白溶解的纤溶酶原抑制剂-1 水平降低。败血症患者中,内源性抗凝剂如抗凝血酶Ⅲ和蛋白 C 含量降低,其低水平与较差的预后相关。

恢复凝血/抗凝平衡可能对 ARDS 有一定的治疗作用。给予严重败血症患者活化蛋白 C,病死率从 30.8% 下降至 24.7%,主要不良反应是出血。活化蛋白 C 还能使 ARDS 患者血浆中 IL-6 水平降低,说明它除了抗凝效果外还具有抗炎效应。但活性蛋白 C 是否对各种原因引起的 ARDS 均有效尚待进一步研究。

(二)肺泡毛细血管膜损害

1.肺毛细血管内皮细胞

肺毛细血管内皮细胞损伤是 ARDS 发病过程中的一个重要环节,对其超微结构的变化特征也早有研究。测量肺泡渗出液及血浆中的蛋白含量能够反映毛细血管通透性增高的程度,早期 ARDS 患者中水肿液/血浆蛋白之比>0.75,相反压力性肺水肿患者的水肿液/血浆蛋白之比<0.65。ARDS 患者肺毛细血管的通透性较压力性肺水肿患者高,并且上皮细胞间形成了可逆的细胞间隙。

2.肺泡上皮细胞

肺泡上皮细胞损伤在 ARDS 的形成过程中发挥了重要作用。正常肺组织中,肺泡上皮细胞是防止发生肺水肿的屏障。ARDS 发病早期,由于上皮细胞自身受损、坏死及由其损伤造成的肺间质压力增高可破坏该屏障。肺泡Ⅱ型上皮细胞可产生合成表面活性物质的蛋白和脂质成分。ARDS 患者肺泡表面活性物质减少、成分改变及其功能抑制将导致肺泡萎陷及低氧血症。肺泡Ⅱ型上皮细胞的损伤造成表面活性物质生成减少及细胞代谢障碍。此外,肺泡渗出液中存在的蛋白酶和血浆蛋白通过破坏肺泡腔中的表面活性物质使其失活。

肺泡上皮细胞在肺水肿时有主动转运肺泡腔中水、盐的作用。肺泡Ⅱ型上皮细胞通过 Na^+ 的主动运输来驱动液体的转运。大多数早期 ARDS 患者肺泡液体主动清除能力下降,且与预后呈负相关。在肺移植后肺再灌注损伤的患者中也存在类似的现象。虽然 ARDS 患者肺泡液主动清除能力下降的确切机制尚不明了,但推测其可能与肺泡上皮细胞间的紧密连接或肺泡Ⅱ型上皮细胞受损的程度有关。

二、诊断

中华医学会呼吸病分会提出的急性肺损伤/ARDS 的诊断标准。

(1)有发病的高危因素。

(2)急性起病、呼吸频数和(或)呼吸窘迫。

(3)低氧血症,急性肺损伤(ALI)时动脉血氧分压(PaO_2)/吸氧浓度(FiO_2)$\leqslant$40.0 kPa(300 mmHg);ARDS 时 $PaO_2/FiO_2\leqslant$26.7 kPa(200 mmHg)。

(4)胸部 X 线检查见两肺浸润阴影。

(5)肺毛细血管楔压(PCWP)$\leqslant$2.4 kPa(18 mmHg),或临床上能除外心源性肺水肿。

凡符合以上 5 项者就可以诊断为 ALI 或 ARDS。

三、治疗

ARDS 治疗的关键在于控制原发病及其病因,如处理各种创伤,尽早找到感染灶,针对病原菌应用敏感的抗生素,制止严重反应进一步对肺的损伤。更紧迫的是要及时改善患者的严重缺氧状况,避免发生或加重多脏器功能损害。

(一)原发病治疗

全身性感染、创伤、休克、烧伤、急性重症胰腺炎等是导致 ALI/ARDS 的常见病因。严重感染患者有 25%～50%可发生 ALI/ARDS,而且在感染、创伤等导致的多器官功能障碍综合征(MODS)中,肺往往也是最早发生衰竭的器官。目前认为,感染、创伤后的全身炎症反应是导致 ARDS 的根本原因。控制原发病,遏制其诱导的全身失控性炎症反应是预防和治疗 ALI/ARDS 的必要措施。

(二)呼吸支持治疗

1.氧疗

ALI/ARDS 患者吸氧治疗的目的是改善低氧血症,使动脉血氧分压(PaO_2)达到8.0～10.7 kPa(60～80 mmHg)。可根据低氧血症改善的程度和治疗反应调整氧疗方式,首先使用鼻导管,当需要较高的吸氧浓度时,可采用可调节吸氧浓度的文丘里面罩或带贮氧袋的非重吸式氧气面罩。ARDS 患者往往低氧血症严重,大多数患者一旦诊断明确,常规的氧疗常常难以奏效,机械通气仍然是最主要的呼吸支持手段。

2.无创机械通气

无创机械通气(NIV)可以避免气管插管和气管切开引起的并发症,近年来得到了广泛的推广应用。尽管随机对照试验(RCT)证实 NIV 治疗 COPD 和心源性肺水肿导致的急性呼吸衰竭的疗效是肯定的,但 NIV 在急性低氧性呼吸衰竭中的应用却存在很多争议。迄今为止,尚无足够的资料显示 NIV 可以作为 ALI/ARDS 导致的急性低氧性呼吸衰竭的常规治疗方法。

不同的研究中 NIV 对急性低氧性呼吸衰竭的治疗效果差异较大,这可能与导致低氧性呼吸衰竭的病因不同有关。2004 年的一项荟萃分析显示,在不包括 COPD 和心源性肺水肿的急性低氧性呼吸衰竭患者中,与标准氧疗相比,NIV 可明显降低气管插管率,并有降低 ICU 住院时间及住院病死率的趋势。但分层分析显示,NIV 对 ALI/ARDS 的疗效并不明确。一项用 NIV 治疗 54 例 ALI/ARDS患者的临床研究显示,70%的患者应用 NIV 治疗无效。逐步回归分析显示,休克、严重低氧血症和代谢性酸中毒是 ARDS 患者 NIV 治疗失败的预测指标。一项 RCT 研究显示,与标准氧疗比较,NIV 虽然在应用的第 1 小时明显改善,ALI/ARDS患者的氧合,但不能降低气管插管率,也不能改善患者预后。可见,ALI/ARDS 患者应慎用 NIV。

预计病情能够短期缓解的早期 ALI/ARDS 患者可考虑应用 NIV。合并免疫功能低下的 ALI/ARDS 患者早期可首先试用 NIV。应用无创机械通气治疗 ALI/ARDS 应严密监测患者的生命体征及治疗反应,神志不清、休克、气道自洁能力障碍的 ALI/ARDS 患者不宜应用 NIV。

3.有创机械通气

(1)机械通气的时机选择:ARDS 患者经高浓度吸氧仍不能改善低氧血症时,应行气管插管进行有创机械通气。ARDS 患者呼吸功明显增加,表现为严重的呼吸困难,早期气管插管机械通气可降低呼吸功,改善呼吸困难。虽然目前缺乏 RCT 研究评估早期气管插管对 ARDS 的治疗意义,但一般认为,气管插管和有创机械通气能更有效地改善低氧血症,降低呼吸功,缓解呼吸窘迫,并能够更有效地改善患者的全身缺氧状况,防止肺外器官功能损害。

(2)肺保护性通气:由于 ARDS 患者大量肺泡塌陷,肺容积明显减少,常规或大潮气量通气易导致肺泡过度膨胀和气道平台压过高,加重肺及肺外器官的损伤,因此对 ARDS 患者实施机械通气时应采取肺保护性通气策略,气道平台压不应超过 3~3.5 kPa。

（3）肺复张：充分复张 ARDS 患者的塌陷肺泡是纠正低氧血症和保证 PEEP 效应的重要手段。为限制气道平台压而被迫采取的小潮气量通气往往不利于 ARDS 患者塌陷肺泡的膨胀，而 PEEP 维持肺复张的效应依赖于吸气期肺泡的膨胀程度。目前临床常用的肺复张手法包括控制性肺膨胀、PEEP 递增法及压力控制法（PCV 法）。其中，实施控制性肺膨胀采用恒压通气方式，推荐吸气压为 3～4.5 kPa，持续时间为 30～40 秒。

（4）PEEP 的选择：ARDS 广泛肺泡塌陷不但可导致顽固的低氧血症，而且部分可复张的肺泡周期性塌陷开放而产生了剪切力，会导致或加重呼吸机相关性肺损伤。充分复张塌陷肺泡后，应用适当水平的 PEEP 防止呼气末肺泡塌陷，改善低氧血症，并避免剪切力，防治呼吸机相关性肺损伤。因此，ARDS 应采用能防止肺泡塌陷的最低 PEEP。在应使用能防止肺泡塌陷的最低 PEEP，有条件的情况下，应根据静态 P-V 曲线低位转折点压力 +0.2 kPa 来确定 PEEP。

（5）自主呼吸：自主呼吸过程中膈肌主动收缩可增加 ARDS 患者肺重力依赖区的通气，改善通气血流比例失调，改善氧合。一项前瞻对照研究显示，与控制通气相比，保留自主呼吸的患者镇静剂使用量、机械通气时间和 ICU 住院时间均明显减少。因此，在循环功能稳定、人机协调性较好的情况下，ARDS 患者机械通气时有必要保留自主呼吸。

（6）半卧位：ARDS 患者合并 VAP 往往会使肺损伤进一步恶化，故预防 VAP 具有重要的临床意义。机械通气患者平卧位易发生 VAP。研究表明，由于气管插管或气管切开导致声门的关闭功能丧失，机械通气患者胃肠内容物易返流误吸进入下呼吸道。导致 VAP＜30°角的平卧位是院内获得性肺炎的独立危险因素。若无禁忌证，行机械通气的 ARDS 患者应采用 30°～45°半卧位。

（7）俯卧位通气：俯卧位通气通过降低胸腔内压力梯度、促进分泌物引流和促进肺内液体移动，可明显改善氧合。因此对常规机械通气治疗无效的重度 ARDS 患者，若无禁忌证，可考虑采用俯卧位通气。

（8）镇静、镇痛与肌松：机械通气患者应考虑使用镇静、镇痛剂，以缓解焦虑、躁动、疼痛，减少过度的氧耗。合适的镇静状态、适当的镇痛是保证患者安全和舒适的基本环节。对机械通气的 ARDS 患者，应制订镇静方案（镇静目标和评估），不推荐常规使用肌松剂。

4.液体通气

部分液体通气是在常规机械通气的基础上，经气管插管向肺内注入相当于功能残气量的全氟碳化合物，以降低肺泡表面张力，促进肺重力依赖区塌陷肺泡复张。

5.体外膜氧合技术（ECMO）

建立体外循环后 ECMO 可减轻肺负担，有利于肺功能恢复。

(三)ALI/ARDS 的药物治疗

1.液体管理

高通透性肺水肿是 ALI/ARDS 的病理生理特征，肺水肿的程度与 ALI/ARDS的预后呈正相关。因此，通过积极的液体管理，改善 ALI/ARDS 患者的肺水肿具有重要的临床意义。

研究显示，液体负平衡与感染性休克患者病死率的降低显著相关，且对于创伤导致的ALI/ARDS患者，液体正平衡使患者的病死率明显增加。应用利尿药减轻肺水肿可能改善肺部病理情况，缩短机械通气时间，进而减少呼吸机相关性肺炎等并发症的发生。但是，利尿减轻肺水肿的过程可能会导致心排血量下降，使器官灌注不足。因此，ALI/ARDS 患者的液体管理必须考虑两者的平衡，必须在保证脏器灌注的前提下进行。应实施限制性的液体管理，这样有助于改善 ALI/ARDS患者的氧合和肺损伤。

对存在低蛋白血症的 ARDS 患者，可通过补充清蛋白等胶体溶液和应用利尿药，实现液体负平衡并改善氧合。

2.糖皮质激素

全身和局部的炎症反应是 ALI/ARDS 发生和发展的重要机制。研究显示，血浆和肺泡灌洗液中的炎症因子浓度升高与 ARDS 患者的病死率呈正相关。长期以来，大量的研究试图应用糖皮质激素控制炎症反应，预防和治疗 ARDS。早期的三项多中心 RCT 研究观察了大剂量糖皮质激素对 ARDS 的预防和早期治疗作用，结果发现糖皮质激素既不能预防 ARDS 的发生，对早期 ARDS 也没有治疗作用。但对于过敏原因导致的 ARDS 患者，早期应用糖皮质激素经验性治疗可能有效。此外，感染性休克并发 ARDS 的患者如合并有肾上腺皮质功能不全，可考虑应用替代剂量的糖皮质激素。总之，不推荐常规应用糖皮质激素预防和治疗 ARDS。

3.一氧化氮（NO）吸入

NO 吸入可选择性地扩张肺血管，而且 NO 分布于肺内通气良好的区域，可扩张该区域的肺血管，显著降低肺动脉压，减少肺内分流，改善通气血流比例失调，并且可减少肺水肿的形成。临床研究显示，NO 吸入可使约 60% 的 ARDS 患者氧合改善，同时肺动脉压、肺内分流明显下降，对平均动脉压和心排血量无明显影响。但是,氧合改善效果也仅限于开始 NO 吸入治疗的 $24 \sim 48$ 小时。两个 RCT 研究证实,NO 吸入并不能改善 ARDS 患者的病死率,因此吸入 NO 不宜作为 ARDS 的常规治疗手段,仅在一般治疗无效的严重低氧血症时可考虑应用。总之,不推荐吸入 NO 作为 ARDS 的常规治疗。

4.肺泡表面活性物质

ARDS 患者存在肺泡表面活性物质减少或功能丧失,易引起肺泡塌陷。肺泡表面活性物质能降低肺泡表面张力,减轻肺炎症反应,阻止氧自由基对细胞膜的氧化损伤。目前,肺泡表面活性物质的应用仍存在许多尚未解决的问题,如最佳用药剂量、具体给药时间、给药间隔和药物来源等。因此,尽管早期补充肺泡表面活性物质有助于改善氧合,但还不能将其作为 ARDS 的常规治疗手段。有必要进一步开展研究,明确其对 ARDS 预后的影响。

5.前列腺素 E_1

前列腺素 E_1（PGE_1）不仅是血管活性药物,还具有免疫调节作用,可抑制巨噬细胞和中性粒细胞的活性,发挥抗炎作用。但 PGE_1 没有组织特异性,静脉注射 PGE_1 会引起全身血管舒张,导致低血压。静脉注射 PGE_1 用于治疗 ALI/ARDS目前已经完成了多个 RCT 研究,但无论是持续静脉注射 PGE_1 还是间断静脉注射脂质体 PGE_1,与安慰剂组相比,PGE_1 组在 28 天里的病死率、机械通气时间和氧合等方面并无益处。有研究报道吸入型 PGE_1 可以改善氧合,但这需要进一步的 RCT 研究来证实。因此,只有在ALI/ARDS患者低氧血症难以纠正时,可以考虑吸入 PGE_1 治疗。

6.N-乙酰半胱氨酸和丙半胱氨酸

抗氧化剂 N-乙酰半胱氨酸（NAC）和丙半胱氨酸通过提供合成谷胱甘肽（GSH）的前体物质半胱氨酸来提高细胞内的 GSH 水平,依靠 GSH 氧化还原反应来清除体内的氧自由基,从而减轻肺损伤。静脉注射 NAC 对 ALI 患者可以显著改善全身氧合和缩短机械通气时间。而一项在 ARDS 患者中进行的Ⅱ期临床试验证实,NAC 有缩短肺损伤病程和阻止肺外器官衰竭的趋势,但不能减少机械通气时间和降低病死率。丙半胱氨酸的Ⅱ、Ⅲ期临床试验也证实其不能改善 ARDS 患者的预后。因此,尚无足够证据支持 NAC 等抗氧化剂用于治疗 ARDS。

7.环氧化酶抑制剂

布洛芬等环氧化酶抑制剂可抑制 ALI/ARDS 患者血栓素 A2 的合成,对炎症反应有强烈的抑制作用。小规模临床研究发现,布洛芬可改善全身性感染患者的氧合与呼吸力学。对严重感染的临床研究也发现,布洛芬可以降低体温、减慢心率和减轻酸中毒,但是亚组分析(ARDS 患者130 例)显示,布洛芬既不能降低危重 ARDS 患者的患病率,也不能改善 ARDS 患者的 30 天生存率。因此,布洛芬等环氧化酶抑制剂尚不能用于 ALI/ARDS 的常规治疗。

8.细胞因子单克隆抗体或拮抗药

炎症性细胞因子在 ALI/ARDS 的发病中具有重要作用。在动物实验中,应用单克隆抗体或拮抗药中和肿瘤坏死因子(TNF)、白细胞介素(IL-1 和 IL-8)等细胞因子可明显减轻肺损伤,但多数临床试验获得的是阴性结果。细胞因子单克隆抗体或拮抗药是否能够用于 ALI/ARDS 的治疗,目前尚缺乏临床研究证据。因此,不推荐抗细胞因子单克隆抗体或拮抗药用于 ALI/ARDS 的治疗。

9.己酮可可碱及其衍化物利索茶碱

己酮可可碱及其衍化物利索茶碱均可抑制中性粒细胞的趋化和激活,减少促炎因子 $TNF\alpha$、IL-1 和 IL-6 等释放,利索茶碱还可抑制氧自由基释放。但目前尚无 RCT 试验证实己酮可可碱对 ALI/ARDS 的疗效。因此,不推荐将己酮可可碱或利索茶碱用于 ALI/ARDS 的治疗。

10.重组人活化蛋白 C

重组人活化蛋白 C(rhAPC)具有抗血栓、抗炎和纤溶特性,已被试用于治疗严重感染。Ⅲ期临床试验证实,持续静脉注射 rhAPC 24 $\mu g/(kg \cdot h) \times 96$ 小时可以显著改善重度严重感染患者(APACHE Ⅱ>25)的预后。基于 ARDS 的本质是全身性炎症反应,且凝血功能障碍在 ARDS 发生中具有重要地位,因此 rhAPC 有可能成为 ARDS 的治疗手段。但目前尚无证据表明 rhAPC 可用于 ARDS 的治疗。当然,对严重感染导致的重度 ARDS 患者,如果没有禁忌证,可考虑应用 rhAPC。rhAPC 高昂的治疗费用也限制了它的临床应用。

11.酮康唑

酮康唑是一种抗真菌药物,但可抑制白三烯和血栓素 A2 的合成,同时还可抑制肺泡巨噬细胞释放促炎因子,有可能用于 ARDS 的治疗。但是目前没有证据支持酮康唑可用于 ARDS 的常规治疗,同时为避免耐药,对于酮康唑的预防性应用也应慎重。

12.鱼油

鱼油富含 ω-3 脂肪酸,如二十二碳六烯酸(DHA)、二十碳五烯酸(EPA)等,也具有免疫调节作用,可抑制二十烷花生酸样促炎因子的释放,并促进 PGE_1 生成。研究显示,通过肠道为 ARDS 患者补充 EPA、γ-亚油酸和抗氧化剂,可使患者肺泡灌洗液内中性粒细胞减少,IL-8 释放受到抑制,病死率降低。对机械通气的 ALI 患者的研究也显示,肠内补充 EPA 和 γ-亚油酸可以显著改善氧合和肺顺应性,明显缩短机械通气时间,但对生存率没有影响。总之,补充 EPA 和 γ-亚油酸有助于改善 ALI/ARDS 患者的氧合,缩短机械通气时间。

第四节 肺 栓 塞

肺栓塞(pulmonary embolism,PE)是以各种栓子阻塞肺动脉系统为其发病原因的一组疾病或临床综合征的总称。肺血栓栓塞症(pulmonary thrombo embolism,PTE)是来自深静脉或右心的血栓堵塞了肺动脉及其分支所致的疾病,以肺循环和呼吸功能障碍为主要临床和病理生理特征。PTE 占肺栓塞的绝大部分,通常临床上所说的"肺栓塞"即指 PTE。引起 PTE 的血栓主要来源于深静脉血栓形成(deep venous thrombosis,DVT),PTE 常为 DVT 的并发症。PTE 与 DVT 是静脉血栓栓塞症(venous thrombo embolism,VTE)的两种重要的临床表现形式。

PTE-DVT 一直是国内外医学界非常关注的医疗保健问题,其在世界范围内发病率和病死率都很高,临床上漏诊与误诊情况也很严重。美国 DVT 的年发病率为 1.0%,而 PTE 的年发病率为0.5%;未经治疗的 PTE 病死率高达 37%,而如果能够得到早期诊断和及时治疗,其病死率会明显下降。我国目前尚无 PTE 发病的准确的流行病学资料,但据国内部分医院的初步统计和依临床经验估计,在我国 PTE 绝非少见病,而且近年来其发病例数有增加的趋势。

一、病因

PTE 的危险因素包括任何可以导致静脉血液淤滞、静脉内皮损伤和血液高凝状态的因素,即魏尔啸三要素。这些因素单独存在或者相互作用,对于 DVT 和 PTE 的发生具有非常重要的意义。易发生 VTE 的危险因素包括原发性和继发性两类。

(一)原发性危险因素

原发性危险因素由遗传变异引起,包括凝血、抗凝、纤溶在内的各种遗传性缺陷(表 6-2)。如 40 岁以下的年轻患者无明显诱因出现或反复发生 VTE,或呈家族遗传倾向,应考虑有无易栓症的可能性。

表 6-2　引起 PTE 的原发性危险因素

抗凝血酶缺乏

先天性异常纤维蛋白原血症

血栓调节因子异常

高同型半胱氨酸血症

抗心脂抗体综合征

纤溶酶原激活物抑制因子过量

凝血酶原20210A 基因变异

Ⅻ因子缺乏

Ⅴ因子 Leiden 突变(活性蛋白 C 抵抗)

纤溶酶原缺乏

纤溶酶原不良血症

蛋白 S 缺乏

蛋白 C 缺乏

(二)继发性危险因素

继发性危险因素由后天获得的多种病理生理异常所引起,包括骨折、创伤、手术、妊娠、产褥期、口服避孕药、激素替代治疗、恶性肿瘤和抗磷脂综合征等,其他重要的危险因素还包括神经系统病变或卒中后的肢体瘫痪、长期卧床、制动等。在临床上,可将上述危险因素按照强度分为高危、中危和低危因素(表 6-3)。

即使积极地应用较完备的技术手段寻找危险因素,临床上仍有部分病例发病原因不明,此为特发性 VTE。这些患者可能存在某些潜在的异常病变(如恶性肿瘤)促进了血栓的形成,应注意仔细筛查。

表 6-3　引起静脉血栓的危险因素

高危因素(OR>10)

骨折(髋部或大腿)

髋或膝关节置换

大型普外科手术

大的创伤

脊髓损伤

中危因素(OR 为 2~9)

关节镜膝部手术

中心静脉置管

化疗

慢性心衰或呼吸衰竭

雌激素替代治疗

恶性肿瘤

口服避孕药

瘫痪

妊娠/产后

既往 VTE 病史

易栓倾向

低危因素(OR<2)

卧床超过 3 天

长时间旅行静坐不动(如长时间乘坐汽车或飞机旅行)

年龄

腔镜手术(如胆囊切除术)

肥胖

静脉曲张

二、病理生理

PTE 发生后,一方面通过栓子的机械阻塞作用直接影响肺循环、体循环血流动力学状态和呼吸功能;另一方面通过心脏和肺的反射效应及神经体液因素(包括栓塞后的炎症反应)等,导致多种功能和代谢变化。以上机制的综合和相互作用,再加上栓子的大小和数量、多个栓子的递次栓塞间隔时间、是否同时存在其他心肺疾病等,对 PTE 的发病过程和病情的严重程度均有重要影响。

(一)急性 PTE 后肺循环血流动力学变化

1.肺动脉高压

肺动脉的机械堵塞和神经-体液因素引起的肺血管痉挛是栓塞后形成肺动脉高压的基础。当肺血管床被堵塞 20%～30% 时,开始出现一定程度的肺动脉高压;随着肺血管床堵塞程度的加重,肺动脉压力会相应增加,当肺血管床堵塞达 75% 以上时,由于严重的肺动脉高压,可出现右心室功能衰竭甚至休克、猝死。同时,PTE 时受损的肺血管内皮细胞、血栓中活化的血小板及中性粒细胞等可以释放血栓素 A_2(TXA$_2$)、5-羟色胺、内皮素、血管紧张素 Ⅱ 等血管活性物质,这些物质可引起肺血管痉挛,加重肺动脉高压。

2.右心功能障碍

随着肺动脉高压的进展,右心室后负荷增加,导致右心室每搏做功增加,收缩末期压力升高。在栓塞早期,由于心肌收缩力和心率的代偿作用,并不导致心室舒张末期压力升高,不出现右心室扩张,从而维持了血流动力学的相对稳定。随着右心室后负荷的进一步增加,心率和心肌收缩力的代偿作用不足以维持有效的心排血量时,心室舒张末期压力开始显著升高,心排血量明显下降,右心室压升高,心房扩大,导致左心回心血量减少,体循环瘀血,出现急性肺源性心脏病。

3.左心功能障碍

肺动脉堵塞后,经肺静脉回流至左心房的血液减少,左心室舒张末期充盈压下降,体循环压力趋于下降,通过兴奋交感神经使心率和心肌收缩力增加,以维持心排血量的相对稳定。当通过心率和心肌收缩力的改变不能代偿回心血量的继续下降时,心排血量明显减少,造成血压下降,内脏血管收缩,外周循环阻力增加,严重时可出现休克症状。

上述病理生理改变的严重程度和发展速度受到以下因素影响:肺血管阻力升高的幅度、速度和患者基础心肺功能状态。如果肺血管阻力突然升高且幅度越大,右心功能损害就越严重,病情发展就越快;如果肺血管阻力极度升高,心脏射血功能接近丧失,会出现电-机械分离现象,即心脏可以产生接近正常的电活动,但是心肌细胞的运动状态接近等长收缩,心室内压力虽可随心动周期而变化,却不能产生有效的肺循环血流,患者甚至可发生猝死。

(二)急性 PTE 后呼吸功能的变化

栓塞部位肺血流减少或阻断,肺泡无效腔量增大;肺梗死、肺水肿、肺出血、肺萎陷和肺不张等因素均可导致通气/血流(V/Q)比例失调;支气管痉挛及过度通气等因素综合存在可产生气体交换障碍,从而发生低氧血症和代偿性过度通气(低碳酸血症)。

(三)急性 PTE 的临床分型

按照 PTE 后的病理生理变化,可以将 PTE 分为急性大面积 PTE 和急性非大面积 PTE。

1.急性大面积 PTE

急性大面积 PTE 临床上以休克和低血压为主要表现,即体循环动脉收缩压

＜12.0 kPa(90 mmHg)，或较基础值下降幅度不低于 5.3 kPa(40 mmHg)，持续 15 分钟以上。须除外新发生的心律失常、低血容量或感染中毒症所致的血压下降。

2.急性非大面积 PTE

不符合以上大面积 PTE 标准的 PTE 为急性非大面积 PTE。此型患者中，一部分人的超声心动图表现为右心功能障碍（right ventricular dysfunction，RVD）或临床上出现右心功能不全的表现，可归为次大面积 PTE（submassive PTE）亚型。

三、临床表现

PTE 的临床症状多不典型，表现谱广，从完全无症状到猝死，因而极易造成漏诊与误诊。国家"十五"科技攻关课题——肺栓塞规范化诊治方法的研究中，对 516 例 PTE 患者的临床表现进行了分析，其各种临床症状及发生率如表 6-4 所示。

表 6-4 中国 516 例急性 PET 患者的临床表现

症状	发生率/%
呼吸困难	88.6
胸痛	59.9
心绞痛样胸痛	30.0
胸膜炎性胸痛	45.2
咳嗽	56.2
咯血	26.0
心悸	32.9
发热	24.0
晕厥	13.0
惊恐、濒死感	15.3

PTE 的体征亦无特异性，最常见的体征是呼吸急促，占 51.7%，可部分反映患者病情的严重程度；心动过速的发生率为 28.1%，主要是缺氧、肺循环阻力增高和右心功能不全等因素引起交感神经兴奋所致；由于严重的低氧血症和体循环瘀血，可出现周围型发绀。

呼吸系统的体征较少出现，25.4% 的患者存在细湿啰音，可能与炎症渗出或肺泡表面活性物质减少导致肺泡内液体量增加有关。另有 8.5% 的患者存在哮鸣音，程度一般较轻，有的局限于受累部位，也有的波及全肺。如合并胸腔积液，可出现胸膜炎的相应体征,如局部叩诊实音、胸膜摩擦感和摩擦音等。

41.9%的患者在肺动脉瓣听诊区可闻及第二心音亢进。当存在右心室扩大时,可使三尖瓣瓣环扩张,造成三尖瓣相对关闭不全,出现收缩期反流。在胸骨左缘第4肋间可闻及三尖瓣收缩期反流性杂音,吸气时增强,发生率7.8%。另有20.2%的患者可出现颈静脉充盈或怒张,为右心压力增高在体表的反映。如果患者病情危重,出现急性右心功能衰竭时,可出现肝大、肝颈反流征阳性、下肢水肿等表现。

四、诊断

(一)诊断策略

中华医学会呼吸病学分会在《肺血栓栓塞症的诊断与治疗指南(草案)》中提出的诊断步骤分为临床疑似诊断、确定诊断和危险因素的诊断3个步骤。

1.临床疑似诊断(疑诊)

对存在危险因素的病例,如果出现不明原因的呼吸困难、胸痛、晕厥和休克,或伴有单侧或双侧不对称性下肢肿胀、疼痛等,对诊断具有重要的提示意义。心电图、X线胸片、动脉血气分析等基本检查有助于初步诊断,结合 D-二聚体检测,可以建立疑似病例诊断。超声检查对于提示 PTE 诊断和排除其他疾病具有重要价值,若同时发现下肢深静脉血栓的证据,则更增加了诊断的可能性。

2.确定诊断(确诊)

对于临床疑诊的患者,应尽快合理安排进一步检查以明确 PTE 诊断。如果没有影像学的客观证据,就不能诊断为 PTE。PTE 的确定诊断主要依靠核素肺通气/灌注扫描、CTPA、MRPA 和肺动脉造影等临床影像学技术。如心脏超声发现右心或肺动脉内存在血栓征象,也可确定 PTE 的诊断。

3.危险因素的诊断(求因)

对于临床疑诊和已经确诊 PTE 的患者,应注意寻找 PTE 的成因和易患因素,并据以采取相应的治疗和预防措施。

(二)辅助检查及 PTE 时的变化

1.动脉血气分析

患者常表现为低氧血症、低碳酸血症,肺泡-动脉血氧分压差$[P_{(A-a)}O_2]$增大,部分患者的血气分析结果可以正常。

2.心电图

患者心电图的改变取决于 PTE 栓子的大小、堵塞后血流动力学变化及患者的基础心肺储备状况。当栓塞面积较小时,心电图表现可以正常或仅有窦性心动过速;而当出现急性右心室扩大时,在 I 导联可出现 S 波,III 导联出现 Q 波,III 导联的 T 波倒置,即所谓的"$S_I Q_{III} T_{III}$征"。右心室扩大可以导致右心传导延迟,从而产生完全或不完全的右束支传导阻滞。右心房扩大时,可出现肺型 P 波,在 PTE 患者心电图的演变过程中,出现肺型 P 波的时间仅为 6 小时。当出现肺动脉及右心压力升高时,可出现 $V_1 \sim V_4$ 的 T 波倒置和 ST 段异常,电轴右偏及顺时针转位等。由于肺栓塞心电图的变化有时是非常短暂的,所以需要及时、动态地观察心电图改变。

3.X 线胸片

患者的 X 线胸片可显示肺动脉阻塞征(如区域性肺纹理变细、稀疏或消失),肺野透亮度增加;另可表现为右下肺动脉干增宽或伴截断征,肺动脉段膨隆及右心室扩大等肺动脉高压症及右心扩大征象;部分患者 X 线胸片可见肺野局部片状阴影、尖端指向肺门的楔形阴影、肺不张或膨胀不全等肺组织继发改变。有肺不张侧可见横膈抬高,有时合并少至中量的胸腔积液。X 线胸片对鉴别其他胸部疾病有重要帮助。

4.超声心动图

超声心动图在提示诊断和除外其他心血管疾病方面有重要价值。对于严重的 PTE 病例,可以发现右室壁局部运动幅度降低;右心室和(或)右心房扩大;室间隔左移和运动异常;近端肺动脉扩张;三尖瓣反流速度增快;下腔静脉扩张,吸气时不萎陷。若在右心房或右心室发现血栓,同时患者的临床表现符合 PTE,可以作出诊断。超声检查偶可因发现肺动脉近端的血栓而直接确定诊断。

5.血浆 D-二聚体

酶联免疫吸附法(ELISA)是较为可靠的检测方法。急性 PTE 时,血浆 D-二聚体升高,但 D-二聚体升高对 PTE 并无确诊价值,因为在外伤、肿瘤、炎症、手术、心肌梗死、穿刺损伤甚至心理应激时血浆 D-二聚体均可增高。

(三)确诊检查方法及影像学特点

1.核素肺灌注扫描

PTE 的典型征象呈肺段或肺叶分布的肺灌注缺损。当肺核素显像正常时,可以可靠地排除 PTE。根据前瞻性诊断学研究(prospective investigation of pulmonary embolism diagnosis,PIOPED),将肺灌注显像的结果分为四类:正常或接近正常、低度可能性、中间可能性和高度可能性。高度可能性时,约 90% 的患者有 PTE,对 PTE 诊断的特异性为 96%;低度可能性和中间可能性诊断不能确诊 PTE,需作进一步检查;正常或接近正常时,如果临床征象不支持 PTE,则可以除外 PTE 诊断。

2.CT 肺动脉造影(CTPA)

PIOPED Ⅱ 的结果显示,CTPA 对 PTE 诊断的敏感性为 83%,特异性为 96%;如果联合 CT 静脉造影(CTV)检查,则对 PTE 诊断的敏感性可提高到 90%。由于 CTPA 是无创性检查方法,且可以安排急诊检查,故已在临床上广泛应用。PTE 的 CT 直接征象是各种形态的充盈缺损,间接征象包括病变部位肺组织有"马赛克"征、肺出血、肺梗死继发的肺炎改变等。

3.磁共振肺动脉造影(MRPA)

在大血管的 PTE 中,MRPA 可以显示栓塞血管的近端扩张,血栓栓子表现为异常信号,但对外周的 PTE 诊断价值有限。由于扫描速度较慢,故限制了其在临床上的应用。

4.肺动脉造影

肺动脉造影的敏感性和特异性高达 95%,是诊断 PTE 的"金标准"。阳性表现为栓塞血管腔内充盈缺损或完全阻塞,外周血管截断或呈"枯枝现象"。肺动脉造影为有创性检查,可并发血管损伤、出血、心律失常、咯血、心衰等。致命性或严重并发症的发生率分别为 0.1% 和 1.5%,故应严格掌握其适应证。

(四)鉴别诊断

1.肺炎

有部分 PTE 患者表现为咳嗽、咳少量白痰、低中度发热,同时有活动后气短,伴或不伴胸痛症状,外周血白细胞计数增多,X 线胸片有肺部浸润阴影,往往被误诊为上呼吸道感染或肺炎,但经抗感染治疗后效果不好,症状迁延甚至加重。肺炎患者多有明显的受寒病史,急性起病,表现为寒战、高热,之后发生胸痛、咳嗽、咳痰,痰量较多,可伴口唇疱疹;查体见肺部呼吸音减弱,有湿性啰音及肺实变体征,痰涂片及培养可发现致病菌及抗感染治疗有效,从而有别于 PTE。

2.心绞痛

急性 PTE 患者的主要症状为活动性呼吸困难,心电图可出现 Ⅱ、Ⅲ、aVF 导联 ST 段及 T 波改变,甚至广泛性 T 波倒置或胸前导联呈"冠状 T",同时存在胸痛、气短,疼痛可以向肩背部放射,容易被误诊为冠心病、心绞痛。需要注意询问患者有无高血压、冠心病病史,并注意检查患者有无下肢静脉血栓的征象。

3.支气管哮喘

急性 PTE 发作时患者可表现为呼吸困难、发绀,两肺可闻及哮鸣音。支气管哮喘多有过敏史或慢性哮喘发作史,用支气管扩张药或糖皮质激素后症状可缓解,病史和对治疗的反应有助于与PTE鉴别。

4.血管神经性晕厥

部分PTE患者以晕厥为首发症状,容易被误诊为血管神经性晕厥或其他原因所致的晕厥,从而延误治疗。最常见的要与迷走反射性晕厥及心源性晕厥(如严重心律失常、肥厚型心肌病)相鉴别。

5.胸膜炎

PTE患者(尤其是周围型PTE)的病变可累及胸膜而产生胸腔积液,易被误诊为其他原因所致的胸膜炎,如结核性、感染性及肿瘤性胸膜炎。PTE患者胸腔积液多为少量,1～2周内自然吸收,常同时存在下肢深静脉血栓形成,呼吸困难,X线胸片有吸收较快的肺部浸润阴影,超声心动图呈一过性右心负荷增重表现,同时血气分析呈低氧血症、低碳酸血症等,均可与其他原因所致的胸膜炎相鉴别。

五、治疗

(一)一般治疗

胸痛严重者可以适当使用镇痛药物,但如果存在循环障碍,应避免应用具有血管扩张作用的阿片类制剂,如吗啡等;对于有焦虑和惊恐症状者应予安慰,并可以适当使用镇静药;为预防肺内感染和治疗静脉炎,可使用抗生素;存在发热、咳嗽等症状时,可给予相应的对症治疗。

(二)呼吸循环支持治疗

1.呼吸支持治疗

对有低氧血症的患者,可经鼻导管或面罩吸氧。吸氧后多数患者的血氧分压可以达到10.7 kPa(80 mmHg)以上,因而很少需要进行机械通气。当合并严重呼吸衰竭时,可使用经鼻(面)罩无创性机械通气或经气管插管机械通气。注意应避免气管切开,以免在抗凝或溶栓过程中发生局部不易控制的大出血。

2.循环支持治疗

针对急性循环衰竭的治疗方法主要有扩容、应用正性肌力药物和血管活性药物。急性PTE时,应用正性肌力药物可以使心排血量增加或体循环血压升高,同时也可增加右心室做功。临床上可以使用多巴胺、多巴酚丁胺和去甲肾上腺素治疗,三者通过不同的作用机制,可以达到升高血压、提高心排血量等作用。

(三)抗凝治疗

抗凝治疗能预防再次形成新的血栓,并通过内源性纤维蛋白溶解作用使已经存在的血栓缩小甚至溶解,但不能直接溶解已经存在的血栓。

抗凝治疗的适应证是不伴血流动力学障碍的急性 PTE 和非近端肢体 DVT;对于进行溶栓治疗的 PTE 患者,溶栓治疗后仍需序贯抗凝治疗,以巩固、加强溶栓效果,避免栓塞复发;对于临床高度疑诊 PTE 者,如无抗凝治疗禁忌证,均应立即开始抗凝治疗,同时进行 PTE 确诊检查。

抗凝治疗的主要禁忌证有活动性出血(肺梗死引起的咯血不在此范畴)、凝血机制障碍、严重的未控制的高血压、严重肝肾功能不全、近期手术史、妊娠头 3 个月及产前 6 周、亚急性细菌性心内膜炎、心包渗出、动脉瘤等。当确诊有急性 PTE 时,上述情况大多属于相对禁忌证。

目前抗凝治疗的药物主要有普通肝素、低分子肝素和华法林。

1.普通肝素

普通肝素的用药原则为快速、足量和个体化。推荐采用持续静脉泵入法,首剂负荷量80 U/kg(或2 000～5 000 U静脉推注),继之以 18 U/(kg·h)的速度泵入,然后根据 APTT 调整肝素剂量(表 6-5)。也可使用皮下注射的方法,一般先予静脉注射负荷量 2 000～5 000 U,然后按250 U/kg的剂量每 12 小时皮下注射1 次。调节注射剂量,使注射后6～8 小时的 APTT 达到治疗水平。

表 6-5　根据 APTT 监测结果调整静脉肝素用量的方法

APTT	初始剂量及调整剂量	下次 APTT 测定的间隔时间/h
治疗前测基础 APTT	初始剂量:80 U/kg 静脉推注,然后按 18 U/(kg·h)静脉滴注	4～6
低于 35 秒(>1.2 倍正常值)	予 80 U/kg 静脉推注,然后增加静脉滴注剂量4 U/(kg·h)	6
35～45 秒(1.2～1.5 倍正常值)	予 40 U/kg 静脉推注,然后增加静脉滴注剂量4 U/(kg·h)	6
46～70 秒(1.5～2.3 倍正常值)	无须调整剂量	6
71～90 秒(2.3～3.0 倍正常值)	减少静脉滴注剂量 2 U/(kg·h)	6
超过 90 秒(>3 倍正常值)	停药 1 小时,然后减少剂量 3 U/(kg·h)后恢复静脉滴注	6

肝素抗凝治疗在 APTT 达到正常对照值的 1.5 倍时称为肝素的"起效阈

值"。达到正常对照值1.5～2.5倍时是肝素抗凝治疗的适当范围,若以减少出血危险为目的,将APTT维持在正常对照值1.5倍的低限治疗范围内,将使复发性VET的危险性增加。因此,调整肝素剂量应尽量在正常对照值的2.0倍而不是1.5倍,特别是在治疗的初期尤应注意。溶栓治疗后,当APTT降至正常对照值的2倍时开始应用肝素抗凝,不需使用负荷剂量的肝素。

肝素可能会引起血小板减少症(heparin-induced thrombocytopenia,HIT),在使用肝素的第3～5天必须复查血小板计数。若较长时间使用肝素,尚应在第7～10天和第14天复查血小板计数。HIT很少于肝素治疗的2周后出现。若出现血小板迅速或持续降低达30%以上,或血小板计数$<100\times10^9$/L,应停用肝素。一般在停用肝素后10天内血小板水平开始逐渐恢复。

2.低分子肝素(LMWH)

LMWH应根据体重给药,每天1～2次,皮下注射。对于大多数病例,按体重给药是有效的,不需监测APTT和调整剂量,但对过度肥胖者或孕妇,宜监测血浆抗Ⅹa因子的活性并据以调整剂量。

3.华法林

在肝素治疗的第1天应口服维生素K拮抗药华法林,作为抗凝维持阶段的治疗。因华法林对已活化的凝血因子无效、起效慢,因此不适用于静脉血栓形成的急性期。初始剂量为3.0～5.0 mg/d。由于华法林需要数天才能发挥全部作用,因此与肝素需至少重叠应用4～5天。当连续2天测定的国际标准化比率(INR)达到2.5(2.0～3.0)时,即可停止使用肝素/低分子肝素,单独口服华法林治疗。应根据INR或PT调节华法林的剂量。在达到治疗水平前,应每天测定INR,其后2周每周监测2～3次,以后根据INR的稳定情况每周监测1次或更少。若行长期治疗,约每4周测定INR并调整华法林剂量1次。

口服抗凝药的疗程应根据PTE的危险因素决定:低危人群指危险因素属一过性的(如手术创伤),在危险因素去除后继续抗凝3个月;中危人群指存在手术以外的危险因素或初次发病找不到明确的危险因素者,至少治疗6个月;高危人群指反复发生静脉血栓形成者或持续存在危险因素的患者,包括恶性肿瘤、易栓症、抗磷脂抗体综合征、慢性血栓栓塞性肺动脉高压者,应该长期甚至终身抗凝治疗,对放置下腔静脉滤器者应终身抗凝。

(四)溶栓治疗

溶栓治疗主要适用于大面积PTE病例;对于次大面积PTE,若无禁忌证也可以进行溶栓治疗。

溶栓治疗的绝对禁忌证包括活动性内出血和近 2 个月内自发性颅内出血、颅内或脊柱创伤、手术。相对禁忌证包括 10～14 天内的大手术、分娩、器官活检或不能压迫部位的血管穿刺；2 个月之内的缺血性卒中；10 天内的胃肠道出血；15 天内的严重创伤；1 个月内的神经外科或眼科手术；难以控制的重度高血压[收缩压＞24.0 kPa(180 mmHg)，舒张压＞14.7 kPa(110 mmHg)]；近期曾进行心肺复苏；血小板计数＜$100×10^9$/L；妊娠；细菌性心内膜炎；严重的肝肾功能不全；糖尿病出血性视网膜病变；出血性疾病等。

对于大面积 PTE，因其对生命的威胁极大，上述绝对禁忌证亦应视为相对禁忌证。

溶栓治疗的时间窗为 14 天以内。临床研究表明，症状发生 14 天之内溶栓，其治疗效果好于 14 天以上者，而且开始溶栓时间越早治疗效果越好。

目前临床上用于 PTE 溶栓治疗的药物主要有链激酶(SK)、尿激酶(UK)和重组组织型纤溶酶原激活剂(rt-PA)。目前推荐短疗程治疗，我国的 PTE 溶栓方案如下。

(1)UK：负荷量 4 400 U/kg 静脉注射 10 分钟，继之以 2 200 U/(kg·h)持续静脉点滴 12 小时。另可考虑 2 小时溶栓方案，即 20 000 U/kg 持续静脉点滴 2 小时。

(2)SK：负荷量 250 000 U 静脉注射 30 分钟，继之以 1 000 000 U/h 持续静脉点滴 24 小时。SK 具有抗原性，故用药前需肌内注射苯海拉明或地塞米松，以防止变态反应。也可使用 1 500 000 U 静脉点滴 2 小时。

(3)rt-PA：50 mg 持续静脉滴注 2 小时。

出血是溶栓治疗的主要并发症，其可以发生在溶栓治疗过程中，也可以发生在溶栓治疗结束之后。因此，治疗期间要严密观察患者的神志改变、生命体征变化及脉搏血氧饱和度变化等，注意检查患者全身各部位包括皮下、消化道、牙龈、鼻腔等是否有出血征象，尤其需要注意曾经进行深部血管穿刺的部位是否有血肿形成。注意复查血常规、血小板计数，出现不明原因的血红蛋白、红细胞下降时，要注意是否有出血并发症。溶栓药物治疗结束后，每 2～4 小时测 1 次 APTT，待其将至正常值的 2 倍以下时，开始使用肝素或 LWMH 抗凝治疗。

(五)介入治疗

介入治疗主要包括经导管吸栓碎栓术和下腔静脉滤器置入术。导管吸栓碎栓术的适应证为肺动脉主干或主要分支大面积 PTE 并存在以下情况者：存在溶栓和抗凝治疗禁忌证，经溶栓或积极的内科治疗无效。

为防止下肢深静脉大块血栓再次脱落阻塞肺动脉,可于下腔静脉安装滤器,该方法适用于下肢近端静脉血栓而抗凝治疗禁忌或有出血并发症,经充分抗凝而仍反复发生 PTE,伴血流动力学变化的大面积 PTE,近端大块血栓溶栓治疗前,伴有肺动脉高压的慢性反复性 PTE,行肺动脉血栓切除术或肺动脉血栓内膜剥脱术的病例。

(六)手术治疗

手术治疗适用于经积极的非手术治疗无效的紧急情况,适应证包括大面积 PTE,肺动脉主干或主要分支次全堵塞,不合并固定性肺动脉高压者(尽可能通过血管造影确诊);有溶栓禁忌证者;经溶栓和其他积极的内科治疗无效者。

六、预防

主要的预防措施包括机械性预防和药物预防。机械性预防包括使用逐步加压弹力袜和间歇充气压缩泵,药物预防可以使用 LWMH、低剂量的普通肝素等。机械性预防主要用于有高出血风险的患者,也可与药物预防共同使用以加强预防效果。不推荐单独使用阿司匹林作为静脉血栓的预防方法。

参 考 文 献

[1] 朱蕾.临床呼吸生理学[M].上海:上海科学技术出版社,2020.

[2] 马育霞.呼吸科医师处方手册[M].郑州:河南科学技术出版社,2020.

[3] 杜秀华.实用内科疾病诊疗[M].北京:科学技术文献出版社,2019.

[4] 解立新.呼吸内科临床路径[M].北京:人民军医出版社,2018.

[5] 李圣青.呼吸危重症临床实践手册[M].上海:复旦大学出版社,2021.

[6] 杨晓东.现代临床呼吸病诊治[M].北京:中国纺织出版社,2021.

[7] 韩晓庆,张盼盼,王玲.睡眠呼吸疾病诊疗[M].哈尔滨:黑龙江科学技术出版社,2020.

[8] 矫丽丽.临床内科疾病综合诊疗[M].青岛:中国海洋大学出版社,2019.

[9] 樊恭春.呼吸内科临床精要[M].哈尔滨:黑龙江科学技术出版社,2018.

[10] 郭敏.现代呼吸内科常见病诊治学[M].长春:吉林科学技术出版社,2019.

[11] 慕春舟.实用呼吸内科疾病诊疗[M].长春:吉林大学出版社,2018.

[12] 谢艳军.呼吸内科疾病临床诊疗学[M].昆明:云南科技出版社,2019.

[13] 王利江.实用呼吸内科诊疗学[M].上海:上海交通大学出版社,2018.

[14] 陈耀丰.临床呼吸内科疾病诊治学[M].开封:河南大学出版社,2019.

[15] 陈南山,陈华,朱琥.呼吸内科临床诊疗学[M].北京:中国纺织出版社,2018.

[16] 刘文翠.实用内科诊疗[M].北京:科学技术文献出版社,2019.

[17] 卓宋明,张培芳.呼吸内科疾病临床诊疗实践[M].上海:上海交通大学出版社,2018.

[18] 张念.内科常见病中西医结合治疗实践[M].长春:吉林科学技术出版社,2019.

[19] 何朝文.新编呼吸内科常见病诊治与内镜应用[M].开封:河南大学出版社,2020.

[20] 陈荣昌.呼吸与危重症医学[M].北京:中华医学电子音像出版社,2020.

[21] 郭娜.呼吸内科常见病的诊断与防治[M].武汉:湖北科学技术出版社,2018.

[22] 任师磊.实用呼吸病诊疗进展[M].汕头:汕头大学出版社,2019.

[23] 廖鲁燕.呼吸内科常见病诊疗精粹[M].天津:天津科学技术出版社,2018.

[24] 杨成林.呼吸内科常见病及危重症的救治[M].天津:天津科学技术出版社,2018.

[25] 薛洪璐.现代内科临床精要[M].长春:吉林科学技术出版社,2019.

[26] 张容轩.呼吸内科疾病临床诊疗思维与应用[M].西安:西安交通大学出版社,2018.

[27] 魏丽.现代呼吸科临床疾病诊疗新进展[M].汕头:汕头大学出版社,2019.

[28] 于荣青.呼吸内科疾病临床诊断与治疗精粹[M].天津:天津科学技术出版社,2018.

[29] 郭礼.最新临床内科诊疗精要[M].西安:西安交通大学出版社,2018.

[30] 王淑侠.内科疾病诊治策略与技巧[M].天津:天津科学技术出版社,2018.

[31] 张永祥.实用呼吸疾病量化评估手册[M].北京:科学出版社,2021.

[32] 常静侠.呼吸内科常见疾病新规范[M].开封:河南大学出版社,2021.

[33] 孙莹,王涛,肖祖琳,等.探讨水通道蛋白5对哮喘慢阻肺重叠的诊断价值[J].临床肺科杂志,2021,26(9):1322-1326.

[34] 余凤姣,陶晓南.抗菌药物在呼吸系统感染中的合理选用[J].医药导报,2019,38(3):327-332.

[35] 杨艳丽,邓秀兰,蒋妮军,等.肺脓肿相关性脓胸危险因素的评估及其量表的设计应用[J].实用医学杂志,2020,36(12):1693-1695.

[36] 席寅,刘冬冬,杨淳,等.危重症患者大咯血病因构成及支气管动脉栓塞术的疗效观察[J].中华危重病急救医学,2018,30(7):671-676.

[37] 胡群,赖国祥,徐礼裕,等.反复气胸及双肺多发囊样变[J].中华结核和呼吸杂志,2019,42(6):464-467.